随身听中医传世经典系列

总主编◎裴颢

# 针灸大成（上）

明·杨继洲◎撰

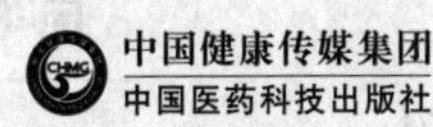

**图书在版编目（CIP）数据**

针灸大成 /（明）杨继洲撰 . —北京：中国医药科技出版社，2024.4
（随身听中医传世经典系列）
ISBN 978-7-5214-3017-2
Ⅰ . ①针… Ⅱ . ①杨… Ⅲ . ①《针灸大成》 Ⅳ . ① R245

中国版本图书馆 CIP 数据核字（2022）第 020633 号

**策划编辑** 白 极 **美术编辑** 陈君杞
**责任编辑** 王连芬 **版式设计** 也 在

出版 **中国健康传媒集团** | 中国医药科技出版社
地址 北京市海淀区文慧园北路甲 22 号
邮编 100082
电话 发行：010-62227427 邮购：010-62236938
网址 www.cmstp.com
规格 880 × 1230 mm 1/64
印张 14 1/4
字数 508 千字
版次 2024 年 4 月第 1 版
印次 2024 年 4 月第 1 次印刷
印刷 北京金康利印刷有限公司
经销 全国各地新华书店
书号 ISBN 978-7-5214-3017-2
**定价 64.00 元**



举报电话：010-62228771
本社图书如存在印装质量问题请与本社联系调换

获取新书信息、投稿、为图书纠错，请扫码联系我们。

# 内容提要

本书是针灸专著，又名《针灸大全》。由明代杨继洲（济时）撰写，刊于万历二十九年（1601）。杨氏根据家传《卫生针灸玄机秘要》(简称《玄机秘要》)，参考明以前20余种针灸学著作，并结合自己针灸临床经验编成此书。本书共10卷，较全面论述针灸理论、针灸歌赋选，考定腧穴名称和部位以及刺法针法、灸法等操作手法，记述历代名家针灸医案，是对明以前针灸学术的又一总结，是学习研究针灸的重要参考著作。

# 《随身听中医传世经典系列》
# 编委会

# 出版者的话

中医学是中华文明的瑰宝，是中国优秀传统文化的重要组成部分，传承发展中医药事业是适应时代发展要求的历史使命。《关于促进中医药传承创新发展的意见》指出：要“挖掘和传承中医药宝库中的精华精髓”，当“加强典籍研究利用”。“自古医家出经典”，凡历代卓有成就的医家，均是熟读经典、勤求古训者，他们深入钻研经典医籍，精思敏悟，勤于临证，融会贯通，创立新说，再通过他们各自的著作流传下来，给后人以启迪和借鉴。因此，经典医籍是经过了千百年来的临床实践证明，所承载的知识至今仍然是中医维护健康、防治疾病的准则，也是学习和研究中医学的必由门径。

中医传承当溯本求源，古为今用，继承是基础，应熟谙经典，除学习如《黄帝内经》《伤寒杂病论》等经典著作外，对后世历代名著也要进行泛览，择其善者而从之，如金元四家及明清诸家著作等，可扩大知识面，为临床打好基础。

然而中医典籍浩如烟海，为了帮助读者更好地“读经典做临床”，切实提高中医临床水平，我社特整理出版了《随身听中医传世经典系列》，所选书目涵盖了历代医家推崇、尊为必读的经典著作，同时侧重遴选了切于临床实用的著作。为方便读者随身携带，可随时随地诵读学习，特将本套丛书设计为口袋本，行格舒朗，层次分明，同时配有同步原文诵读音频二维码，可随时扫码听音频。本套丛书可作为中医药院校学生、中医药临床工作者以及广大中医药爱好者的案头必备参考书。

本次整理，力求原文准确，每种古籍均遴选精善底本，加以严谨校勘，若底本与校本有文字存疑之处，择善而从。整理原则如下。

（1）全书采用简体横排，加用标点符号。底本中的繁体字、异体字径改为规范简体字，古字以今字律齐。凡古籍中所见“右药”“右件”“左药”等字样中，“右”均改为“上”，“左”均改为“下”。

（2）凡底本、校本中有明显的错字、讹字，经校勘无误后予以径改，不再出注。

（3）古籍中出现的中医专用名词术语规范为现代通用名。如“藏府”改为“脏腑”，“旋复花”改为“旋覆花”等。

（4）凡方药中涉及国家禁猎及保护动物（如虎骨、羚羊角等）之处，为保持古籍原貌，未予改动。但在临床应用时，应使用相关代用品。

希望本丛书的出版，能够为读者便于诵读医籍经典、切于临床实用提供强有力的支持，帮助读者学有所得、学有所成，真正起到“读经典，做临床，提疗效”的作用，为中医药的传承贡献力量。由于时间仓促，书中难免存在不足之处，亟盼广大读者提出宝贵意见，以便今后修订完善。

中国医药科技出版社

2022年3月

# 《卫生针灸玄机秘要》叙

尝闻医道通于儒，而其功与相等埒。得非以儒者运心极而剂量之，能使天下和平，与医之起疡兴疴，跻天下于仁寿，其事与功均也。然儒者未能穷经反约，则施且必悖，终无补于治功；而医家治六气之淫，辨五方之感，察百病之因，其说具在载籍，无虑数十百种。专业是者未能穷而反之，得其说于会通，吾未见其功之能相也。窃尝譬之执方待病者，刑名之余绪也；导引不药者，黄老之遗谋也。而均之弗足以收和平之功，正惟其戾于儒耳。

三衢杨子继洲，幼业举子，博学绩文，一再厄于有司，遂弃其业，业医。医，固其世家也。祖父官太医，授有真秘，纂修集验医方进呈，上命镌行天下。且多蓄贮古医家抄籍，杨子取而读之，积有岁年，寒暑不辍，倬然有悟。复虑诸家书弗会于一，乃参合指归，汇同考异，手自编摩，凡针药调摄之法，分图析类，为“天”“地”“人”卷，题曰《玄机秘要》。诚稽此而医道指掌矣。世宗朝命大宗伯试异选，侍内廷、功绩懋著，而人以疾病疕疡造者，应手奏效，声名籍甚。会在朝善杨子，究其自，出是编，诸公嘉之，为寿诸梓，以惠后学，请序于余。余素知杨子去儒业，业医。今果能以医道侔相功，益信儒道之通于医也。是编出，而医道其指南焉。神明在人，寿域咸跻，诸公之仁溥矣，远矣！是为序。

赐进士第太子太保吏部尚书获泽疏庵王国光书

# 刻《针灸大成》序

医关民命，其道尚矣。顾古之名医，率先针砭，而黄岐问难，于此科为独详。精其术者，立起沉疴，见效捷于药饵。迩来针法绝传，殊为可惜。余承乏三晋，值时多事，群小负嵎，万姓倒悬，目击民艰，弗克匡济，由是愤郁于中，遂成痿痹之疾，医人接踵，日试丸剂，莫能奏功。乃于都门延名针杨继洲者，至则三针而愈，随出家传《秘要》以观，乃知术之有所本也。将付之梓人，犹以诸家未备，复广求群书，若《神应经》《古今医统》《乾坤生意》《医学入门》《医经小学》《针灸节要》《针灸聚英》《针灸捷要》《小儿按摩》，凡有关于针灸者，悉采集之。更考《素问》《难经》以为宗主，针法纲目备载之矣。且令能匠于太医院肖刻铜人像，详著其穴，并刻画图，令学者便览而易知焉。余有忧于时事，愧无寸补，恨早年不攻是业，及能济人利物也。因刻是书，传播宇内，必有仁人君子，诵而习之，精其术以寿斯民者。是为序。

时万历辛丑桂月吉旦巡按山西监察御史<br>燕赵含章赵文炳书

# 重修《针灸大成》序

慨自青囊秘绝，而医失其传，末学家剽一二浮辞，谓为有得，师心而泥，暇不掩瑜，补敝起衰于焉渺矣。余承乏平水大父自都来，顾以迈年跋涉长途，风湿侵寻，遂积为痰火之症，几至不起。延访名医，而三晋寥寥乏人，仅以郡城郭子，洪洞王子，多方调剂，百日始痊。万难一拯，真空谷之跫音也。医关功过，厥惟重哉。郡中向有《针灸大成》一书，乃先任按台赵公遘疾，诸药医莫效，而得都门名针杨继洲三针奏愈。因感其神，洲遂出秘传，汇采名集而著梓之。及览其款治，大有捷效。惜乎！有书无传。余思医之为道，变通虽存乎人，而本源必资于学，使斯世果得其精。不惟余大父沉疴立起，获免百日之苦，且有惠于民，亦既久而且多也。第斯刻其来已远，旧板残缺浸湮，余善其书，悯其疾，故捐俸采葺而广梓之。倘有志继洲者，精习而妙施焉，未必无补于世云尔。

时顺治丁酉秋月吉旦知平阳府事关东李月桂撰

# 目　录

## 上　册

### 卷之一

仰人周身总穴图……… 1
伏人周身总穴图……… 2
针道源流………………… 3
针灸直指《素问》 ……… 8
针灸方宜始论 ……… 8
刺热论 ……………… 9
刺疟论 ……………… 12
刺咳论 ……………… 15
刺腰痛论 …………… 16
奇病论 ……………… 19
刺要论 ……………… 21
刺齐论 ……………… 21
刺志论 ……………… 22
长刺节论 …………… 23
皮部论 ……………… 24
经络论 ……………… 24
骨空论 ……………… 25
刺水热穴论 ………… 26
调经论 ……………… 28
缪刺论 ……………… 31
经刺论 ……………… 36
巨刺论 ……………… 37
手足阴阳流注论 …… 37
卫气行论 …………… 39
诊要经终论 ………… 40

刺禁论 …………………… 41
刺法论 …………………… 45
难经《难经本义》 ……… 53

## 卷之二

周身经穴赋《医经小学》 … 67
百症赋《聚英》 ………… 71
标幽赋杨氏注解………… 75
席弘赋《针灸大全》 ……102
金针赋杨氏注解…………106
玉龙赋《聚英》…………112
通玄指要赋杨氏注解 …115
灵光赋《针灸大全》……124
兰江赋杨氏集……………126
流注指微赋窦氏 ………128

## 卷之三

五运主病歌《医经小学》…130
六气为病歌………… 130
百穴法歌《神应经》 …132
十二经脉歌《聚英》 …136
玉龙歌杨氏注解…………143
胜玉歌杨氏………………155
杂病穴法歌
《医学入门》……………158
杂病十一穴歌
《聚英》…………………163
长桑君天星秘诀歌
《乾坤生意》……………166

马丹阳天星十二穴治杂病歌…………167
四总穴歌《聚英》……170
肘后歌《聚英》…………170
回阳九针歌………… 173
针内障秘歌杨氏………173
针内障要歌杨氏………174
补泻雪心歌以下俱《聚英》…………………175
行针总要歌………… 176
行针指要歌………… 178
刺法启玄歌六言………178
针法歌………………179
策杨氏考卷……………180
诸家得失策以下俱杨氏……………180
头不多灸策 ……… 184
穴有奇正策 ……… 187
针有浅深策 ……… 191

## 卷之四

仰人腹穴尺寸图以下俱《医统》…………………195
伏人背穴尺寸图…… 196
背部穴图…………… 197
腹部穴图…………… 198
背部穴俞歌《医统》…199
腹部中穴歌………… 199
头部………………… 199
背部………………… 200
腹部………………… 201
中指同身寸图……… 201
《素问》九针论…… 202
九针式……………… 204
九针图……………… 205

制针法……………… 207
煮针法……………… 207
暖针……………… 208
火针……………… 209
温针……………… 210
治折针法……………… 210
《内经》补泻
《素问》……………… 211
《难经》补泻
《难经本义》……………… 223
《神应经》补泻
《本经》……………… 228
泻诀直说 ………… 228
补诀直说 ………… 229
南丰李氏补泻
《医学入门》……………… 230
四明高氏补泻
《聚英》……………… 244
呼吸 ……………… 245
神针八法 ………… 246
三衢杨氏补泻
《玄机秘要》……………… 247
生成数《聚英》……………… 263
经络迎随设为问答
杨氏……………… 263
禁针穴歌以下俱
《医统》……………… 285
禁灸穴歌……………… 285
太乙九宫图………… 287
太乙歌……………… 287
九宫尻神禁忌图…… 288
九部人神禁忌歌…… 289

# 中 册

## 卷之五

十二经井穴图杨氏 … 295
井荥输原经合歌《医经小学》……… 304
井荥输原经合横图《聚英》………… 304
徐氏子午流注逐日按时定穴歌徐氏 … 306
十二经纳天干歌以下俱徐氏………… 309
十二经纳地支歌…… 309
脚不过膝手不过肘歌……………………… 309
流注图……………… 310
论子午流注法徐氏 … 316
流注开阖《医学入门》……… 318
流注时日…………… 319
脏腑井荥输经合主治《聚英》…… 320
十二经是动所生病补泻迎随以下俱《聚英》… 323
十二经之原歌……… 324
十二经病井荥输经合补虚泻实………… 325
十二经气血多少歌… 333
十二经治症主客原络图杨氏 ……… 333
灵龟取法飞腾针图徐氏 ………… 341

九宫图 …………… 341
八法歌 …………… 342
八法交会八脉……… 343
八法交会歌………… 343
八脉交会八穴歌…… 344
八脉配八卦歌……… 344
八穴配合歌………… 344
刺法启玄歌五言 …… 345
八法五虎建元日
时歌……………… 345
八法逐日干支歌…… 346
八法临时干支歌…… 346
推定六十甲子日时穴
开图例…………… 348
八脉图并治症穴
徐氏 杨氏………… 352
八法手诀歌《聚英》 … 379

## 卷之六

五脏六腑图以下俱
杨氏集 …………… 380
脏腑十二经穴
起止歌…………… 383
肺脏图……………… 384
手太阴肺经………… 385
手太阴肺经穴歌
《医学入门》…… 385
考正穴法 ………… 388
大肠腑图…………… 392
手阳明大肠经……… 393
手阳明大肠经穴歌 … 393
考正穴法 ………… 395
胃腑图……………… 401

足阳明胃经………… 402
足阳明胃经穴歌 … 402
考正穴法 ………… 405
脾脏图……………… 420
足太阴脾经………… 421
足太阴脾经穴歌 … 421
考正穴法 ………… 425
心脏图……………… 431
手少阴心经………… 432
手少阴心经穴歌 … 432
考正穴法 ………… 436
小肠腑图…………… 439
手太阳小肠经……… 440
手太阳小肠经穴歌 … 440
考正穴法 ………… 442
膀胱腑图…………… 447
足太阳膀胱经……… 448
足太阳膀胱经穴歌 … 448
考正穴法 ………… 451
肾脏图……………… 471
足少阴肾经………… 472
足少阴肾经穴歌 … 472
考正穴法 ………… 476

## 卷之七

仰人经穴图………… 486
伏人经穴图………… 487
十四经脉长短尺寸… 488
手厥阴心包络经
以下至督脉图俱杨氏集… 489
心包络图 ………… 489
手厥阴心包络经
穴歌 ………… 489
考正穴法 ………… 491
手少阳三焦经……… 493
三焦腑图 ………… 493

手少阳三焦经
穴歌 …………… 494
考正穴法 ………… 496
胆腑图……………… 502
足少阳胆经………… 502
足少阳胆经穴歌 … 502
考正穴法 ………… 505
肝脏图……………… 517
足厥阴肝经………… 518
足厥阴肝经穴歌 … 518
考正穴法 ………… 521
任脉图……………… 526
任脉经穴歌 ……… 526
考正穴法 ………… 530
督脉图……………… 541
督脉经穴歌 ……… 541
考正穴法 ………… 543
督任要穴图杨氏 …… 551
奇经八脉歌
《医经小学》 ……… 553
奇经八脉《节要》 … 554
十五络脉歌
《医经小学》 ……… 558
十五络脉穴辨
《医统》 ………… 559
十五络脉《节要》 … 559
十二经筋《节要》 … 562
五脏募穴《聚英》 … 568
五脏俞穴…………… 568
八会………………… 569
看部取穴…………… 569
治病要穴
《医学入门》 ……… 570
经外奇穴杨氏 ……… 577
穴同名异类
以下俱《聚英》 …… 582
名同穴异类………… 587

# 下 册

## 卷之八

穴法图以下至疮毒门俱《神应经》 …… 589
诸风门………………… 614
伤寒门………………… 616
痰喘咳嗽门………… 617
诸般积聚门………… 619
腹痛胀满门………… 621
心脾胃门……………… 623
心邪癫狂门………… 626
霍乱门………………… 628
疟疾门………………… 628
肿胀门附：红疸、黄疸 … 629
汗门…………………… 630
痹厥门………………… 631
肠痔大便门………… 632
阴疝小便门………… 634
头面门………………… 636
咽喉门………………… 639
耳目门………………… 640
鼻口门………………… 642
胸背胁门……………… 644
手足腰腋门………… 646
妇人门………………… 651
小儿门………………… 654
疮毒门………………… 656
续增治法徐氏《聚英》《乾坤生意》 ……… 658
中风论徐氏书……… 658
初中风急救针法《乾坤生意》………… 659
中风瘫痪针灸秘诀 … 659

治虚损五劳七伤紧要灸穴 …… 661
伤寒《聚英》…… 661
杂病 …… 665

## 卷之九

治症总要杨氏 …… 672
东垣针法以下俱《聚英》…… 704
名医治法《聚英》…… 709
疮毒 …… 709
喉痹 …… 710
淋闭 …… 711
眼目 …… 712
损伤 …… 714
针邪秘要杨氏 …… 714
孙真人针十三鬼穴歌 …… 716
捷要灸法《医学入门》…… 718
崔氏取四花穴法崔氏 …… 720
取膏肓穴法《医学入门》…… 722
骑竹马灸穴法杨氏 …… 723
灸劳穴法《聚英》…… 724
取肾俞法 …… 725
取灸心气法以下俱杨氏集 …… 725
取灸痔漏法 …… 726
灸小肠疝气穴法 …… 726
灸肠风下血法 …… 727
灸结胸伤寒法 …… 727
灸阴毒结胸 …… 727
雷火针法 …… 728
蒸脐治病法 …… 729
相天时 …… 730
《千金》灸法 …… 730
《宝鉴》发灸法 …… 731
艾叶《医统》…… 731

艾灸补泻…………… 732
艾炷大小…………… 732
点艾火……………… 733
壮数多少…………… 734
灸法………………… 735
炷火先后…………… 735
灸寒热……………… 736
灸疮要发…………… 736
贴灸疮……………… 737
灸疮膏法…………… 737
洗灸疮……………… 738
灸后调摄法………… 738
附杨氏医案杨氏 …… 739

## 卷之十

保婴神术《按摩经》… 757
手法歌……………… 759
观形察色法………… 761
论色歌 …………… 762
认筋法歌 ………… 763
面部五位歌………… 764
命门部位歌………… 765
阳掌图各穴手法
仙诀……………… 766
阴掌图各穴手法
仙诀……………… 770
小儿………………… 772
戒逆针灸…………… 774
三关图……………… 774
六筋图……………… 775
掌纹斗肘图………… 784
脚穴图……………… 785
初生调护…………… 786

面色图歌………………789
察色验病生死诀……791
内八段锦………………793
外八段锦………………793
入门歌…………………795
三关……………………795
要诀……………………799
手法治病诀 ………800
手诀 ……………………801
六筋……………………805
手面图 ………………806
掐足诀 ………………807
治小儿诸惊推揉等法……………………808
补遗……………………818
诸穴治法 …………819
病症死生歌 ………819
辨三关 ………………820
婴童杂症 …………821
诊脉歌 ………………824
识病歌 ………………825
诸症治法 …………827
陈氏经脉辨色歌 …830
论虚实二证歌 ……831
五言歌 ………………831
附辩《医统》………833
请益 ……………………835
穴名索引 ……………………………836

# 卷之一

## 仰人周身总穴图

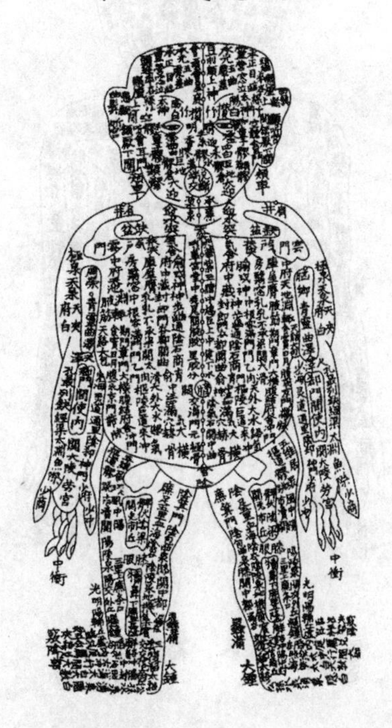

# 伏人周身总穴图

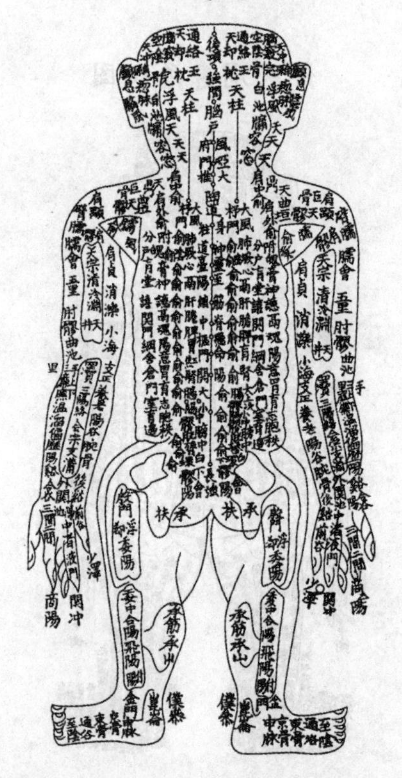
天柱
風府
瘂門
大椎
陶道
身柱
大杼
風門
肩貞
消濼
小海
曲池
承扶
委中
合陽
承筋
承山
崑崙
僕參
金門
至陰
通谷
商陽
關冲
少澤
長強

# 针道源流

《素问》十二卷，世称黄帝、岐伯问答之书。及观其旨意，殆非一时之言，而所撰述，亦非一人之手。刘向指为诸韩公子所著；程子谓出战国之末。而其大略正如《礼记》之萃于汉儒，而与孔子、子思之言并传也。盖《灵兰秘典》《五常正大》《六元正纪》等篇，无非阐明阴阳五行生制之理，配象合德，实切于人身。其诸色脉病名、针刺治要，皆推是理以广之，而皇甫谧之《甲乙》、杨上善之《太素》亦皆本之于此，而微有异同。医家之纲法，无越于是书矣。然按西汉《艺文志》，有《内经》十八卷及扁鹊名白氏云：《内经》凡三家，而《素问》之自乃不列。至隋《经籍志》始有《素问》之名，而指为《内经》。唐王冰乃以《九灵》九卷，牵合《汉志》之数，而为之注释，复以《阴阳大论》，托为师张公所藏，以补其亡逸，而其用心亦勤矣。惜乎朱墨混淆，玉石相乱，训诂失之于迂疏，引援或至于未切。至宋代林亿、高若讷等，正其误文，而增其缺义，颇于冰为有功。

《难经》十三卷，秦越人祖述《黄帝内经》，设为问答之辞，以示学者。所引经言，多非《灵》《素》本文，盖古有其书，而今亡之耳。隋时有吕博望注本不传，宋代王惟一集五家之说，而醇疵或相乱，惟虞氏粗为可观。纪齐卿注稍密，乃附辨杨玄操、吕广、王宗正三子之非；周仲立颇加订易，而考证未明；李子野亦为句解，而无所启发。近代张洁古注后附药，殊非经义；王少卿演绎其说，目曰重玄，亦未足以发前人之蕴；滑伯仁取长弃短，折衷以己意，作《难经本义》。

《子午经》一卷，论针灸之要，撰成歌诀，后人依托扁鹊者。

《铜人针灸图》三卷，宋仁宗诏王维德考次针灸之法，铸铜人为式，分腑脏十二经，旁注俞穴所会，刻题其名，并为图法，并主疗之术，刻板传于世，夏竦为序。然其髎穴，比之《灵枢》“本输”“骨空”等篇，颇亦繁杂也。

《明堂针灸图》三卷，题曰：黄帝论人身腧穴及灼灸禁忌。曰明堂者，谓雷公问道，黄帝授之，亦后人所依托者。

《存真图》一卷，晁公谓杨介编，崇宁间泗州刑贼于市，郡守李夷行遣医并画工往，亲决膜摘膏肓，曲折图之，尽得纤悉，介校以古书，无少异者，比《欧希五脏图》过之远矣，实有益医家也。王莽时，捕得翟义党王孙庆，使太医尚方与巧屠共刻剥之，量度五脏，以竹筳道其脉，知所终始，可以治病，亦此耳意。

《膏肓灸法》二卷，清源庄绰季裕所集。

《千金方》三十卷，唐代孙思邈所撰。用药之方，诊脉之诀，针灸之穴，禁忌之法，至导引之要，无不周悉。曰千金者，以人命至重，有贵千金。议者谓其未知伤寒之数。

《千金翼方》三十卷，孙思邈掇拾遗帙，以羽翼其书。首之以药录，次之以妇人、伤寒、小儿、养性、辟谷、退居、补益、杂症、疮痈、色脉、针灸，而禁术终焉。

《外台秘要》，唐代王焘在台阁二十年，久知弘文馆，得古方书千百卷，因述诸症候，附以方药、符禁、灼灸之法，凡一千一百四门。天宝中出守房陵及大宁郡，故名焉。

《金兰循经》，元翰林学士忽泰必列所著，其子光济铨次。大德癸卯，平江郡文学岩陵邵文龙为之序。首绘脏腑前后二图，中述手足三阴、三阳走属，继取十四经络流注，各为注释，列图于后，传之北方。自恒山董氏锓梓吴门，传者始广。

《济生拔萃》十九卷，一卷取《针经节要》，二卷集《洁古云岐针法》《窦氏流注》，三卷《针经摘英》。首针法，以仿古制也。延佑间杜思敬所撰者。

《针经指南》，古肥窦汉卿所撰。首《标幽赋》，次定八穴指法及叶蛰宫图，颇与《素问》有不合者。

《针灸杂说》，建安窦桂芳类次。取《千金》禁忌人神及《离合真邪论》，未能曲尽针灸之妙。

《资生经》，东嘉王执中叔权，取三百六十穴，背面巅末，行分类别，以穴属病，盖合《铜人》《千金》《明堂》《外台》而一之者也。

《十四经发挥》三卷，许昌滑寿伯仁，传针法于东平高洞阳，得其开阖流注交别之要。至若阴、阳、维、跷、带、冲六脉，皆有系属，而惟督、任二经，则包乎背腹而有专穴，诸经满而溢者，此则受之，宜与十二经并论。通考邃穴六百五十有七，而施治功，以尽医之神秘。

《神应经》二卷，乃宏纲陈会所撰。先著《广爱书》十二卷，虑其浩瀚，独取一百一十九穴，为歌为图，仍集治病要穴，总成一帙，以为学者守约之规，南昌刘瑾校。

《针灸节要》三卷、《聚英》四卷，乃四明梅孤高武纂集。

《针灸捷要》，燕山廷瑞徐凤著集。

《玄机秘要》，三衙继洲杨济时家传著集。

《小儿按摩经》，四明陈氏著集。

《古今医统》《乾坤生意》《医学入门》《医经小学》中取关于针灸者，其姓氏各见原书。

《针灸大成》总辑以上诸书，类成一部，分为十卷。委晋阳靳贤选集校正。

# 针灸直指《素问》

## 针灸方宜始论

黄帝问曰：医之治病也，一病而治各不同，皆愈何也？岐伯对曰：地势使然也。故东方之域，天地之所始生也。鱼盐之地，海滨傍水，其民食鱼而嗜咸，皆安其处，美其食，鱼者使人热中，盐者胜血，故其民皆黑色疏理，其病皆为痈疡，其治宜砭石，故砭石者，亦从东方来。西方者，金玉之域，沙石之处，天地之所收引也。其民陵居而多风，水土刚强，其民不衣而褐荐，其民华食而脂肥，故邪不能伤其形体，其病生于内，其治宜毒药，故毒药者，亦从西方来。北方者，天地所闭藏之域也，其地高陵居，风寒冰冽，其民乐野处而乳食，脏寒生满病，其治宜灸焫，故灸焫者，亦从北方来。南方者，天地所长养，阳之所盛处也，其地下，水土弱，雾露之所聚也。其民嗜酸而食胕，故其民皆致理而赤色，其病挛痹，其治宜微针，故九针者，亦从南方来。中央者，其地平以湿，天地所以生万物也众，其民食杂而不劳，故其病多痿厥寒热，其治宜导引按跷，故导引按跷者，亦从中央出也。故圣人杂合以治，各得其所宜。故治所以异，而病皆愈者，得病之情，知治之大体也。

**刺热论**

黄帝问曰：五脏热病奈何？岐伯曰：肝热病者，小便先黄，腹痛，多卧，身热。热争则狂言及惊争，谓邪正相搏，胁满痛，手足躁，不得安卧，庚辛甚，甲乙大汗，气逆则庚辛死肝主木，庚辛为金，金克木，故死。刺足厥阴、少阳厥阴肝脉，少阳胆脉。其逆则头痛员员，脉引冲头也。

心热病者，先不乐，数日乃热。热争则卒心痛，烦闷善呕，头痛，面赤无汗，壬癸甚，丙丁大汗，气逆则壬癸死。刺手少阴、太阳少阴心脉，太阳小肠脉。

脾热病者，先头重，颊痛，烦心，颜青欲呕，身热。热争则腰痛，不可用俯仰，腹满泄，两颔痛，甲乙甚，戊己大汗，气逆则甲乙死。刺足太阴、阳明。

肺热病者，先淅然厥，起毫毛，恶风寒，舌上黄，身热。热争则喘咳，痛走胸膺背，不得太息，头痛不堪，汗出而寒，丙丁甚，庚辛大汗，气逆则丙丁死。刺手太阴、阳明，出血如大豆，立已。

肾热病者，先腰痛胻酸，苦渴数饮，身热。热争则项痛而强，胻寒且酸，足下热，不欲言，其逆则项痛员员澹澹然、戊己甚，壬癸大汗，气逆则戊己死。刺足少阴、太阳。诸汗者，至其所胜日汗出也。

肝热病者，左颊先赤；心热病者，颜先赤；脾热病者，鼻先赤；肺热病者，右颊先赤；肾热病者，颐先赤。病虽未发，见赤色者刺之，名曰治未病。热病从部所起者，至期而已期为大汗之日，如肝甲乙，其刺之反者，三周而已反，谓反取其气也，如肝病刺脾，脾刺肾，肾刺心，心刺肺，肺刺肝。三周，谓三周于三阴、三阳之脉状也。如太阳病，而刺泻阳明也，重逆则死。诸当汗者，至其所胜日汗大出也。

诸治热病，以饮之寒水，乃刺之，必寒衣之，居止寒处，身寒而止也。热病先胸胁痛，手足躁，刺足少阳，补足太阴；病甚者，为五十九刺。热病始手臂痛者，刺手阳明、太阴而汗出止。热病始于头首者，刺项太阳而汗出止。热病始于足胫者，刺足阳明而汗出止。热病先身重骨痛，耳聋好瞑，刺足少阴，病甚为五十九刺。热病先眩冒而热，胸胁满，刺足少阴、少阳亦井荥也。太阳之脉，色荣颧骨，热病也荣，饰也。荣未交，曰今且得汗，待时而已待时者，谓肝病待甲乙之类也，与厥阴脉争见者，死期不过三日外见太阳之赤色，内应厥阴之弦脉，是土气已败，木复狂行，故三日死。其热病内连肾，少阳之脉色也病，一作气。少阳之脉，色荣颊前，热病也。荣未交，曰今且得汗，待时而已，与少阴脉争见者，死期不过三日。热病气穴：三椎下间主胸中热，四椎下间主膈中热，五椎下间主肝热，六椎下间主脾热，七椎下间主肾热、荣在骶也，项上三椎陷者中也。颊下逆颧为大瘕，下牙车为腹满，颧后为胁痛，颊上者，膈上也。

## 刺疟论

黄帝问曰：刺疟奈何？岐伯对曰：足太阳之疟，令人腰痛头重，寒从背起，先寒后热，熇熇暍暍然，热止汗出难已，刺郄中出血一云金门，一云委中，针三分，若灸可五壮。

足少阳之疟，令人身体解㑊，寒不甚，热不甚，恶见人，见人心惕惕然，热多汗出甚，刺足少阳侠溪针三分，灸可三壮。

足阳明之疟，令人先寒，洒淅洒淅，寒甚久乃热，热去汗出，喜见日月光火气乃快然，刺足阳明跗上冲阳针三分，灸可三壮。

足太阴之疟，令人不乐，好太息，不嗜食，多寒热汗出，病至则善呕，呕已乃衰，即取之公孙针四分，灸可三壮。

足少阴之疟，令人呕吐甚，多寒热，热多寒少，欲闭户牖而处，其病难已大钟针二分，太溪针三分，各灸三壮。

足厥阴之疟，令人腰痛，少腹满，小便不利，如癃状，非癃也。数便意，恐惧，气不足，腹中悒悒，刺足厥阴太冲针三分，灸可三壮。

肺疟者，令人心寒，寒甚热，热间善惊，如有所见者，刺手太阴、阳明列缺针三分，灸五壮；合谷针三分，灸三壮。

心疟者，令人烦心甚，欲得清水，反寒多，不甚热，刺手少阴神门针三分，灸可三壮。

肝疟者，令人色苍苍然，太息，其状若死者，刺足厥阴见血中封针四分，灸可三壮。

脾疟者，令人寒，腹中痛，热则肠中鸣，鸣已汗出，刺足太阴商丘针三分，灸可三壮。

肾疟者，令人洒洒然，腰脊痛宛转，大便难，目眴眴然，手足寒，刺足太阳、少阴足太阳金门，足少阴太溪。

胃疟者，令人且病也，善饥而不能食，食而支满腹大，刺足阳明、太阴横脉出血厉兑针一分，灸一壮；解溪针五分，灸二壮；三里针一寸，灸三壮；太阴横脉，在内踝前斜过大脉，宜出血。

疟发，身方热，刺跗上动脉谓阳明脉，开其孔出其血，立寒；疟方欲寒，刺手阳明、太阴，足阳明、太阴亦开孔出血。疟脉满大急，刺背俞，用中针旁五胠俞各一，适肥瘦，出其血五胠俞谓譩譆。疟脉小实急，灸胫少阴，刺指井复溜针三分，灸可五壮；井谓至阴，针一分，灸可三壮。疟脉满大急，刺背俞，用五胠俞、背俞各一，适行于血也。疟脉缓大虚，便用药，不宜用针。凡治疟，先发如食顷乃可以治，过之则失时也。诸疟而脉不见，刺十指间出血，血去必已。先视之赤如小豆者，尽取之。

十二疟者，其发各不同时，察其病形，以知其何脉之病也。先其发时如食顷而刺之，一刺则衰，二刺则知，三刺则已。不已，刺舌下两脉出血；不已，刺郄中盛经出血，又刺项以下夹脊者，必已夹脊者谓大杼，针三分，灸五壮；风门热府，针五分，灸可五壮。舌下两脉者，廉泉也针三分，灸三壮。

刺疟者，必先问其病之所先发者，先刺之。先头痛及重者，先刺头上及两额、两眉间出血头谓上星、百会，额谓悬颅，眉间谓攒竹等穴是也；先项背痛者，先刺之风池、风府、大杼、神道；先腰脊痛者，先刺郄中出血；先手臂痛者，先刺手少阴、阳明十指间；先足胫酸痛者，先刺足阳明十指间出血。

风疟，疟发则汗出恶风，刺三阳经背俞之血者。胻酸痛甚，按之不可，名曰跗髓病，以镵针针绝骨出血，立已。身体小痛，刺至阴、诸阴之井，无出血，间日一刺。疟不渴，间日而作，刺足太阳；渴而间日作，刺足少阳。温疟汗不出，为五十九刺。

**刺咳论**

黄帝问曰：肺之令人咳，何也？岐伯对曰：五脏六腑皆令人咳，非独肺也。帝曰：愿闻其状？曰：皮毛者，肺之合也。皮毛先受邪气，邪气以从其合也。其寒饮食入胃，从肺脉上至于肺则肺寒，肺寒则外内合邪因而客之，则为肺咳，五脏各以其时受病，非其时各传以与之时谓王月。人与天地相参，故五脏各以治时感于寒则受病，微则为咳，甚者为泄、为痛。乘秋则肺先受邪，乘春则肝先受之，乘夏则心先受之，乘至阴则脾先受之，乘冬则肾先受之。帝曰：何以异之？曰：肺咳之状，咳而喘息有音，甚则唾血；心咳之状，咳则心痛，喉中介介如梗状，甚则咽肿喉痹；肝咳之状，咳则两胁下痛，甚则不可以转，转则两胠下满；脾咳之状，咳则右胠下痛，阴阴引肩背，甚则不可以动，动则咳剧；肾咳之状，咳则腰背相引而痛，甚则咳涎。

帝曰：六腑之咳奈何？安所受病？曰：五脏之久咳，乃移于六腑。脾咳不已，则胃受之，胃咳之状，咳而呕，呕甚则长虫出；肝咳不已，则胆受之，胆咳之状，咳呕胆汁；肺咳不已，则大肠受之，大肠咳状，咳而遗矢；心咳不已，则小肠受之，小肠咳状，咳而失气，气与咳俱失；肾咳不已，则膀胱受之，膀胱咳状，咳而遗溺；久咳不已，则三焦受之，三焦咳状，咳而腹满，不欲食饮。此皆聚于胃，关于肺，使人多涕唾，而面浮肿，气逆也。帝曰：治之奈何？岐伯曰：治脏者治其俞；治腑者治其合；浮肿者治其经。

**刺腰痛论**

黄帝问曰：腰痛起于何脉，刺之奈何？岐伯曰：足太阳脉令人腰痛，引项脊尻背如重状，刺其郄中太阳正经出血，春无见血。少阳令人腰痛，如以针刺其皮中，循循然不可以俯仰，不可以顾，刺少阳成骨之端出血，成骨在膝外廉之骨独起者，夏无见血。阳明令人腰痛，不可以顾，顾如有见者，善悲，刺阳明于胻前三痏，上下和之出血，秋无见血即三里穴。足少阴令人腰痛，痛引脊内廉，刺少阴于内踝上二痏，冬无见血，出血太多，不可复也即复溜穴，针三分，灸五壮。厥阴之脉令人腰痛，腰中如张弓弩弦，刺厥阴之脉，在腨踵鱼腹之外，循之累累然乃刺之蠡沟针二分，灸三壮。其病令人善言嘿嘿然不慧，刺之三痏一云无善字。

解脉令人腰痛，痛而引肩，目䀮䀮然，时遗溲，刺解脉，在膝筋肉分间郄外廉之横脉出血，血变而止。解脉令人腰痛如引带，常如折腰状，善恐，刺解脉，在郄中结络如黍米，刺之血射以黑，见赤血而已。同阴之脉令人腰痛，痛如小锤居其中，怫然肿小锤，小针，刺同阴之脉，在外踝上绝骨之端，为三痏。阳维之脉令人腰痛，痛上怫然肿，刺阳维之脉，脉与太阳合腨下间，去地一尺所承山针七分，灸五壮。衡络之脉令人腰痛，不可以俯仰，仰则恐仆，得之举重伤腰，衡络绝，恶血归之，刺之在郄阳筋之间，上郄数寸衡居，为二痏出血委阳针七分，殷门针五分，灸各三壮。会阴之脉令人腰痛，痛上漯漯然汗出，汗干令人欲饮，饮已欲走，刺直阳之脉上三痏，在跷上郄下五寸横居，视其盛者出血一云承筋禁针。阴维之脉令人腰痛，痛上怫怫然，甚则悲以恐，刺飞扬之脉，在内踝上五寸一作七寸，少阴之前，与阴维之会复溜、筑宾俱针三分，灸五壮。昌阳之脉令人腰痛，痛引膺，目䀮䀮然，甚则反折，舌卷不能言，刺内筋为二痏，在内踝上大筋前、太阴后上踝二寸所交信穴。散脉令人腰痛而热，热甚生烦，腰下如有横木居其中，甚则遗溲，刺散脉在膝前骨肉分间，络外廉束脉，为三痏地机穴。肉里之脉令人腰痛，不可以咳，咳则筋缩急，刺肉里之脉为二痏，在太阳之外，少阳绝骨之后。腰痛夹脊而痛至头，几几然，目䀮䀮欲僵仆，刺足太阳郄中出血几几，一作沉沉。

腰痛上寒，刺足太阳、阳明；上热，刺足厥阴；

不可以俯仰，刺足少阳；中热而喘，刺足少阴，刺郄中出血。腰痛上寒不可顾，刺足阳明阴市、三里；上热，刺足太明地机；中热而喘，刺足少阴涌泉、大钟；大便难，刺足少阴涌泉；少腹满，刺足厥阴太冲；如折不可以俯仰，不可举，刺足太阳束骨、京骨、昆仑、申脉、仆参；引脊内廉，刺足少阴复溜、飞扬。腰痛引少腹控眇，不可以仰，刺腰尻交者，两髁胂上。以月生死为痏数，发针立已腰髁下第四髎，即下髎，针二寸，灸可三壮，左取右，右取左痛在左针右，痛在右针左，所以然者，以其脉左右交于尻骨之中故也。

**奇病论**

岐伯曰：人有重身，九月而喑，名曰胞之络脉绝也，无治，当十月复。

病胁下满，气逆，二三岁不已，名曰息积。不可灸刺，为导引服药。

人身体髀股胻皆肿，环脐而痛，名曰伏梁。不可动之动谓齐其毒药，而击动之，动之为水溺涩之病也。

人有尺脉数甚，筋急而见，名曰疹筋。是人腹必急，白色黑色见，则病甚。

人有病头痛，数岁不已，名曰厥逆，谓所犯大寒，内至骨髓，髓以脑为主，脑逆，故令人头痛，齿亦痛。

有病口甘者，名曰脾瘅瘅，谓热也，谓人数食甘美而多肥，肥者令人内热，甘者令人中满，故气上溢，转为消渴，治之以兰，除陈气也。

有病口苦者，名曰胆瘅。治之以胆募俞。

有癃者，日数十溲，此不足也；身热如炭，颈膺如格，人迎躁盛，喘息气逆，此有余也；太阴脉细微如发者，此不足也。五有余，二不足，名曰厥，死不治。

人初生病癫疾者，名曰胎痫，谓在母腹中感惊，令子发为癫也。

有病痝然如有水状，切其脉大紧，身无痛者，形不瘦，不能食，食少，名曰肾风。肾风而不能食，善惊，惊已，心气痿者死。

有病怒狂者，名曰阳厥。谓阳气因暴折而难决，故善怒也。治之当夺其食，即已。使之服以生铁洛为饮铁洛，铁浆。夫生铁洛者，下气疾也。

**刺要论**

黄帝问曰：愿闻刺要？岐伯对曰：病有浮沉，刺有浅深，各至其理，无过其道，过之则内伤，不及则生外壅，壅则邪从之。浅深不得，反为大贼，内动五脏，后生大病。故曰：病有在毫毛腠理者，有在皮肤者，有在肌肉者，有在脉者，有在筋者，有在骨者，有在髓者。是故刺毫毛腠理者无伤皮，皮伤内动肺，肺动则秋病温疟，溯溯然寒栗。刺皮无伤肉，肉伤则内动脾，脾动则七十二日四季之月，病腹胀烦，不嗜食。刺肉无伤脉，脉伤则内动心，心动则夏病心痛。刺脉无伤筋，筋伤则内动肝，肝动则春病热而筋弛。刺筋无伤骨，骨伤则内动肾，肾动则冬病胀腰痛。刺骨无伤髓，髓伤则销铄胻酸，体解㑊然不去矣。

**刺齐论**

黄帝问曰：愿闻刺浅深之分？岐伯曰：刺骨无伤筋者，针至筋而去，不及骨也；刺筋无伤肉者，至肉而去，不及筋也；刺肉无伤脉者，至脉而去，不及肉也；刺脉无伤皮者，至皮而去，不及脉也。所谓刺皮无伤肉者，病在皮中，针入皮中，无伤肉也；刺肉无伤筋者，过肉中筋也；刺筋无伤骨者，过筋中骨也。此谓之反也。

**刺志论**

黄帝问曰：愿闻虚实之要？岐伯对曰：气实形实，气虚形虚，此其常也，反此者病。谷盛气盛，谷虚气虚，此其常也，反此者病。脉实血实，脉虚血虚，此其常也，反此者病。帝曰：如何而反？岐伯曰：气虚身热，此谓反也；谷入多而气少，此谓反也；谷不入而气多，此谓反也；脉盛血少，此谓反也；脉小血多，此谓反也；气盛身寒，得之伤寒；气虚身热，得之伤暑。谷入多而气少者，得之有所脱血，湿居下也；谷入少而气多者，邪在胃及与肺也。脉小血多者，饮中热也；脉大血少者，脉有风气，水浆不入，此之谓也。

**长刺节论**

岐伯曰：刺家不诊，听病者言。在头，头疾痛，为脏针之，刺至骨病已，上无伤骨肉及皮，皮者道也。阴刺，入一旁四处，治寒热阴刺谓卒刺深专者。刺大脏，迫脏刺背，背俞也，刺之迫脏，脏会，腹中寒热去而止，刺俞之要，发针而浅出血。

治腐肿者，刺腐上；视痈小大深浅刺。刺大者多血，小者深之，必端纳针为故止。

病在少腹有积，刺皮骺以下，至少腹而止；刺夹脊两旁四椎间，刺两髂髎季胁肋间，导腹中气热下已骺，一作骶。四椎恐为五椎，谓心俞应少腹。病在少腹，腹痛不得大小便，病名曰疝，得之寒，刺少腹两股间，刺腰髁骨间，刺而多之，尽炅病已炅，热。病在筋，筋挛节痛，不可以行，名曰筋痹，刺筋上为故，刺分肉间，不可中骨也，病起筋炅，病已乃止。病在肌肤，肌肤尽痛，名曰肌痹，伤于寒湿，刺大分、小分，多发针而深之，以热为故，无伤筋骨，伤筋骨，痈发若变，诸分尽热，病已止。病在骨，骨重不可举，骨髓酸痛，寒气至，名曰骨痹。深者刺无伤脉肉为故，其道大分、小分，骨热病已止。

病在诸阳脉，且寒且热，诸分且寒且热，曰狂气狂乱也。刺之虚脉，视分尽热，病已止。病初发岁一发，不治月一发，不治月四五发，名曰癫病，刺诸分诸脉，其无寒者，以针调之，病已止。病风且寒且热，炅汗出，一日数过，先刺诸分理络脉；汗出且寒且热，三日一刺，百日而已。病大风骨节重，须眉堕，名曰大风。刺肌肉为故，汗出百日，刺骨髓汗出百日，凡二百日须眉生而止针。

**皮部论**

帝曰：皮之十二部，其生病皆何如：岐伯曰：皮者，脉之部也，邪客于皮，则腠理开，开则邪入客于络脉，络脉满则注于经脉；经脉满则入舍于腑脏也。故皮者有分部，不与，而生大病也不与，疑“不愈”也。

**经络论**

黄帝问曰：夫络脉之见也，其五色各异，青、黄、赤、白、黑不同，其故何也？岐伯对曰：经有常色，而络无常变也。帝曰：经之常色何如？曰：心赤，肺白，肝青，脾黄，肾黑，皆亦应其经脉之色也。帝曰：络之阴阳，亦应其经乎？曰：阴络之色应其经，阳络之色变无常，随四时而行也。寒多则凝冱，凝冱则青黑；热多则淖泽，淖泽则黄赤，此皆常色，谓之无病。五色具见者，谓之寒热。

**骨空论**

黄帝问曰：余闻风者百病之始也，以针治之奈何？岐伯对曰：风从外入，令人振寒，汗出头痛，身重伤寒，治在风府，调其阴阳，不足则补，有余则泻。大风颈项痛，刺风府；大风汗出，灸譩譆，以手压之，令病者呼譩譆，譩譆应手。从风憎风，刺眉头即攒竹，刺三分，若灸三壮。失枕，在肩上横骨间即缺盆；折使摇臂，齐肘正，灸脊中即背阳关，针五分，灸三壮，胗络季胁引少腹而痛胀，刺譩譆胗，谓夹脊两旁空软处。腰痛不可以转摇，急引阴卵，刺八髎与痛上，八髎在腰尻分间。鼠瘘寒热，还刺寒府，寒府在跗膝外解营。取膝上外者使之拜；取足心者使之跪也。

## 刺水热穴论

黄帝问曰：少阴何以主肾？肾何以主水？岐伯曰：肾者至阴也，至阴者盛水也；肺者少阴也，少阴者冬脉也。故其本在肾，其末在肺，皆积水也。帝曰：肾何以能聚水而生病？岐伯曰：肾者胃之关也。关门不利，故聚水而从其类也。上下溢于皮肤，故为胕肿。胕肿者，聚水而生病也。帝曰：诸水皆生于肾乎？曰：肾者牝脏也，地气上者属于肾，而生水液也，故曰至阴。勇而劳甚，则肾汗出，肾汗出逢于风，内不得入于脏腑，外不得越于皮肤，客于玄府，行于皮里，传于胕肿，本之于肾，名曰风水。所谓玄府者，汗孔也。

帝曰：水俞五十七处者，是何主也？岐伯曰：肾俞五十七穴，积阴之所聚也，水所从出入也。尻上五行行五者，此肾俞，故水病下为胕肿大腹，上为喘呼，不得卧者，标本俱病，故肺为喘呼，肾为水肿，肺为逆不得卧，分为相输俱受者，水气之所留也。伏兔上各二行行五者，此肾之街也。三阴之所交结于脚也。踝上各一行行六者，此肾脉之下行也，名曰太冲。凡五十七穴者，皆脏之阴络，水之所客也。

帝曰：春取络脉分肉何也？曰：春者木始治，肝气始生，肝气急，其风疾，经脉常深，其气少，不能深入，故取络脉分肉间。帝曰：夏取盛经分腠何也？曰：夏者火始治，心气始长，脉瘦气弱，阳气流溢，热熏分腠，内至于经，故取盛经分腠，绝肤而病去者，邪居浅也。所谓盛经者，阳脉也。帝曰：秋取经输何也？曰：秋者金始治，肺将收杀，金将胜火，阳气在合，阴气初胜，湿气及体，阴气未盛，未能深入，故取输以泻阴邪，取合以虚阳邪，阳气始衰，故取于合。帝曰：冬取井荥何也？曰：冬者水始治，肾方闭，阳气衰少，阴气坚盛，巨阳伏沉，阳气乃去，故取井以下阴逆，取荥以实阳气，故曰：冬取井荥，春不鼽衄，此之谓也。

帝曰：夫子言治热病五十九俞，愿闻其处，因闻其意。岐伯曰：头上五行行五者，以越诸阳之热逆也；大杼、膺俞、缺盆、背俞，此八者以泻胸中之热也；气街、三里、巨虚上下廉，此八者以泻胃中之热也；云门、髃骨、委中、髓空，此八者以泻四肢之热也；五脏俞旁五，此十者以泻五脏之热也。凡此五十九穴者，皆热之左右也。帝曰：人伤于寒而传为热，何也？岐伯曰：夫寒盛，则生热也。

**调经论**

黄帝问曰：有余不足，余已闻虚实之形，不知其何以生？岐伯曰：气血已并，阴阳相倾，气乱于卫，血逆于经，血气离居，一实一虚。血并于阴，气并于阳，故为惊狂；血并于阳，气并于阴，乃为炅中；血并于上，气并于下，心烦惋喜怒；血并于下，气并于上，乱而喜忘上下，谓膈上下。

帝曰：血并于阴，气并于阳，如是血气离居，何者为实？何者为虚？岐伯曰：血气者，喜温而恶寒，寒则泣不能流，温则消而去之，是故气之所并为血虚，血之所并为气虚。

帝曰：人之所有者，血与气耳，今夫子乃言血并为虚，气并为虚，是无实乎？岐伯曰：有者为实，无者为虚，故气并则无血，血并则无气，今血与气相失，故为虚焉。络之与孙脉，俱输于经，血与气并，则为实焉。血之与气，并走于上，则为大厥，厥则暴死，气复返则生，不返则死。

帝曰：实者何道从来？虚者何道从去？虚实之要，愿闻其故。岐伯曰：夫阴与阳皆有俞会。阳注于阴，阴满之外，阴阳匀平，以充其形，九候若一，命曰平人。夫邪之生也，或生于阴，或生于阳。其生于阳者，得之风雨寒暑；其生于阴者，得之饮食居处，阴阳喜怒。

帝曰：风雨之伤人奈何？曰：风雨之伤人也，先客于皮肤，传入于孙脉，孙脉满则传人于络脉，络脉满则输于大经脉，血气与邪并客于分腠之间，其脉坚大，故曰实。实者外坚充满，不可按之，按之则痛。

帝曰：寒湿之伤人奈何？曰：寒湿之中人也，皮肤不收，肌肉坚紧，荣血沍，卫气去，故曰虚。虚者聂辟气不足，按之则气足以温之，故快然而不痛。

帝曰：阴之生实奈何？曰：喜怒不节，则阴气上逆，上逆则下虚，下虚则阳气走之，故曰实矣。

帝曰：阴之生虚奈何？曰：喜则气下，悲则气消，消则脉虚空，因寒饮食，寒气熏满，则血沍气去，故曰虚矣。

帝曰：经言阳虚则外寒，阴虚则内热，阳盛则外热，阴盛则内寒，余已闻之矣，不知其所由然也。岐伯曰：阳受气于上焦，以温皮肤分肉之间，今寒气在外，则上焦不通，上焦不通，则寒气独留于外，故寒栗，帝曰：阴虚生内热奈何？曰：有所劳倦，形气衰少，谷气不盛，上焦不行，下脘不通，胃气热，热气熏胸中，故内热。帝曰：阳盛生外热奈何？曰：上焦不通利，则皮肤致密，腠理闭塞，玄府不通，卫气不得泄越，故外热。帝曰：阴盛生内寒奈何？曰：厥气上逆，寒气积于胸中而不泻，不泻则温气去，寒独留，则血凝沍，凝则脉不通，其脉盛大以涩，故中寒。

帝曰：阴与阳并，血气以并，病形以成，刺以奈何？曰：刺此者，取之经隧，取血于营，取气于卫。用形哉，因四时多少高下。

帝曰：夫子言虚实者有十，生于五脏，五脏五脉耳。夫十二经脉，皆生其病，今夫子独言五脏，夫十二经脉者，皆络三百六十五节，节有病，必被经脉，经脉之病，皆有虚实，何以合之？岐伯曰：五脏者故得六腑与表里，经络支节，各生虚实，其病所居，随而调之。病在脉，调之血；病在血，调之络；病在气，调之卫；病在肉，调之分肉；病在筋，调之筋，燔针劫刺其下及与急者；病在骨，调之骨，焠针药熨。病不知所痛，两跷为上。身形有痛，九候莫病，则缪刺之。痛在于左而右脉病者，巨刺之。必谨察其九候，针道备矣。

**缪刺论**

黄帝问曰：余闻缪刺，未得其意，何谓缪刺？岐伯对曰：夫邪客于皮毛，入舍于孙络，留而不去，闭塞不通，不得入于经，流溢于大络，而生奇病也大络，十五络也。夫邪客大络者，左注右，右注左，上下左右与经相干，而布于四末，其气无常处，不入于经腧，命曰缪刺四末，谓四肢也。

帝曰：愿闻缪刺，以左取右，以右取左奈何？其与巨刺何以别之？曰：邪客于经，左盛则右病，右盛则左病，亦有移易者谓病易且移，左痛未已而右脉先病，如此者，必巨刺之，必中其经，非络脉也。故络病者，其痛与经脉缪处，故命曰缪刺。

帝曰：愿闻缪刺奈何？取之何如？对曰：邪客于足少阴之络，令人卒心痛，暴胀，胸胀支满无积者，刺然骨之前出血，如食顷而已。不已，左取右，右取左。病新发者，取五日已。

邪客于手少阳之络，令人喉痹，舌卷，口干，心烦，臂外廉痛，手不及头，刺手小指次指爪甲上去端如韭叶，各一痏关冲穴。痏，疮也，壮者立已，老者有顷已，左取右，右取左，此新病数日已。

邪客于足厥阴之络，令人卒疝暴痛，刺足大指爪甲上与肉交者，各一痏大敦穴，两脚俱刺，故曰各一痏，男子立已，女子有顷已，左取右，右取左。

邪客于足太阳之络，令人头项肩痛，刺足小指爪甲上与肉交者，各一痏，立已至阴，一云小指外侧。不已，刺外踝下三痏，左取右，右取左，如食顷已金门。

邪客于手阳明之络，令人气满胸中，喘息而支胠，胸中热，刺手大指次指爪甲上去端如韭叶，各一痏，左取右，右取左，如食顷已商阳，一云次指内侧。

邪客于臂掌之间，不可得屈，刺其踝后人手本节踝，先以指按之痛，乃刺之。以月死生为数，月生一日一痏，二日二痏，十五日十五痏，十六日十四痏月半以前为生，月半以后为死。

邪客于足阳跷之脉，令人目痛从内眦始，刺外踝之下半寸所，各二痏，左刺右，右刺左，如行十里顷而已。

人有所堕坠，恶血留内，腹中满胀，不得前后，先饮利药，此上伤厥阴之脉，下伤少阴之络，刺足内踝之下，然骨之前血脉出血，刺足跗上动脉冲阳，不已，刺三毛上各一痏，见血立已，左刺右，右刺左三毛，大敦穴。善悲惊不乐，刺如右方。

邪客于手阳明之络，令人耳聋，时不闻音，刺手大指次指爪甲上去端如韭叶，各一痏，立闻商阳；不已，刺中指爪甲上与肉交者，立闻中冲；其不时闻者，不可刺也络气已绝，故不刺。耳中生风者，亦刺之如此数，左刺右，右刺左。

凡痹往来，行无常处者，在分肉间痛而刺之，以月死生为数，用针者，随气盛衰以为痏数，针过其日数则脱气，不及日数则气不泻，左刺右，右刺左，病已止；不已，复刺之如法。月生一日一痏，二日二痏，渐多之；十五日十五痏，十六日十四痏，渐少之。

邪客于足阳明之络，令人鼻衄，上齿寒，刺足大指次指爪甲上与肉交者，各一痏，左刺右，右刺左厉兑。

邪客于足少阳之络，令人胁痛不得息，咳而汗出，刺足小指次指爪甲上与肉交者，各一痏窍阴，不得息立已，汗出立止，咳者温衣饮食，一日已，左刺右，右刺左，病立已；不已，复刺如法。

邪客于足少阴之络，令人嗌痛，不可纳食，无故善怒，气上走贲上贲，谓气贲也，一云贲，膈也，谓气上走膈上，刺足下中央之脉涌泉各三痏，凡六刺，立已，左刺右，右刺左。嗌中肿，不能纳唾，时不能出唾者，刺然骨之前出血立已，左刺右，右刺左。

邪客于足太阴之络，令人腰痛，引少腹控胁，不可以仰息，刺腰尻之解，两胂之上是腰俞，以月死生为痏数，发针立已，左刺右，右刺左一云腰俞无左右，当是下髎穴。

邪客于足太阳之络，令人拘挛背急引胁痛，刺之从项始，数脊椎夹背，疾按之应手如痛，刺之旁三痏，立已。

邪客于足少阳之络，令人留于枢中痛，髀不可举，刺枢中以毫针，寒则久留针，以月死生为数，立已环跳。治诸经刺之，所过者不病，则缪刺之。耳聋，刺手阳明，不已，刺其通脉出耳前者听会。齿龋，刺手阳明，不已，刺其脉入齿中者，立已龈交。

邪客于五脏之间，其病也，脉引而痛，时来时止，视其病缪刺之于手足爪甲上各刺其井，左取右，右取左，视其脉，出其血，间日一刺，一刺不已，五刺已。缪传引上齿，齿唇寒痛，视其手背脉血者去之，足阳明中指爪甲上一痏厉兑，手大指次指爪甲上各一痏商阳，立已，左取右，右取左。

邪客于手足少阴、太阴、足阳明之络，此五络皆会于耳中，上络左额角，五络俱竭，令人身脉皆动，而形无知也，其状若尸，或曰尸厥。刺足大指内侧爪甲上去端如韭叶隐白，后刺足心涌泉，后刺足中指爪甲上各一痏厉兑，后刺少商、少冲、神门。不已，以竹管吹其两耳，剃其左角之发方一寸，燔治，饮以美酒一杯，立已。

凡刺之数，先视其经脉，切而从之，审其虚实而调之：不调者，经刺之；有痛而经不病者，缪刺之。因视其皮部有血络者尽取之，此缪刺之数也。

**经刺论**

岐伯曰：夫邪之客于形也，必先舍于皮毛，留而不去，入于孙脉，留而不去，入于络脉，留而不去，入于经脉，内连五脏，散于肠胃，阴阳俱盛，五脏乃伤，此邪之从皮毛而入，极于五脏之次也。如此则治其经焉。

凡刺之数，先视其经脉，切而从之，审其虚实而调之，不调者经刺之。

不盛不虚，以经取之。

**巨刺论**

巨刺刺经脉，缪刺刺络脉，所以别也。

岐伯曰：痛在于左而右脉病者，则巨刺之。

邪客于经，左盛则右病，右盛则左病，亦有移易者，左痛未已，而右脉先病，如此者，必巨刺之，必中其经，非络脉也。

**手足阴阳流注论**

岐伯曰：凡人两手足，各有三阴脉、三阳脉，以合为十二经也。手之三阴，从胸走至手，手之三阳，从手走至头；足之三阳，从头下走至足，足之三阴，从足上走入腹。络脉传注，周流不息，故经脉者，行血气，通阴阳，以荣于身者也。其始从中焦，往手太阴、阳明，阳明注足阳明、太阴，太阴注手少阴、太阳，太阳注足太阳、少阴，少阴注手心主、少阳，少阳注足少阳、厥阴，厥阴复还注手太阴。其气常以平旦为纪，以漏水下百刻、昼夜流行，与天同度，终而复始也。

络脉者，本经之旁支而别出，以联络于十二经者也。本经之脉，由络脉而交他经，他经之交，亦由是焉。传注周流，无有停息也，夫十二经之有络脉，犹江汉之有沱潜也；络脉之传注于他经，犹沱潜之旁导于他水也。是以手太阴之支者，从腕后出次指端，而交于手阳明；手阳明之支者，从缺盆上夹口鼻，而交于足阳明；足阳明之支者，别跗上，出大指端，而交于足太阴；足太阴之支者、从胃别上膈注心中，而交于手少阴；手少阴则直自本经少冲穴，而交于手太阳，不假支授，盖君者，出令者也；手太阳之支者，别颊上至目内眦，而交于足太阳；足太阳之支者，从膊内左右别下合腘中，下至小指外侧端，而交于足少阴；足少阴之支者，从肺出注胸中，而交于手厥阴；手厥阴之支者，从掌中循小指次指出其端，而交于手少阳；手少阳之支者，从耳后出至目锐眦，而交于足少阳；足少阳之支者，从跗上入大指爪甲出三毛，而交于足厥阴；足厥阴之支者，从肝别贯膈上注肺，而交于手太阴也。自寅时起，一昼夜，人之荣卫，则以五十度周于身，气行一万三千五百息，脉行八百一十丈，运行血气，流通阴阳，昼夜流行，与天同度，终而复始也。

**卫气行论**

黄帝问曰：卫气之在于身也，上下往来不以期，候气而刺之，奈何？伯高曰：分有多少，日有长短，春秋冬夏，各有分理，然后常以平旦为纪，以夜尽为始。是故一日一夜水下百刻，二十五刻者，半日之度也，常如是毋已。日入而止，随日之长短，各以为纪而刺之，谨候其时，病可与期。失时反候者，百病不治。故曰，刺实者，刺其来也；刺虚者，刺其去也。此言气存亡之时，以候虚实而刺之。是故谨候气之所在而刺之，是谓逢时，病在于三阳，必候其气在于阳而刺之；病在于三阴，必候其气在阴分而刺之。

水下一刻，人气在太阳；水下二刻，气在少阳；水下三刻，气在阳明；水下四刻，气在阴分；水下五刻，气在太阳；水下六刻，气在少阳；水下七刻，气在阳明；水下八刻，气在阴分；水下九刻，气在太阳；水下十刻，气在少阳；水下十一刻，气在阳明；水下十二刻，气在阴分；水下十三刻，气在太阳；水下十四刻，气在少阳；水下十五刻，气在阳明；水下十六刻，气在阴分；水下十七刻，气在太阳；水下十八刻，气在少阳；水下十九刻，气在阳明；水下二十刻，气在阴分；水下二十一刻，气在太阳；水下二十二刻，气在少阳；水下二十三刻，气在阳明；水下二十四刻，气在阴分；水下二十五刻，气在太阳，此半日之度也。从房至毕一十四舍，水下五十刻，日行半度，回行一舍，水下三刻与七分刻之四。大要曰：常以日之加于宿上也，人气在太阳。是故日行一舍，人气行三阳，行与阴分，常如是无已，天与地同纪，纷纷盼盼，终而复始，一日一夜，水下百刻而尽矣。

## 诊要经终论

黄帝问曰：诊要何如？岐伯对曰：正月、二月，天气始方，地气始发，人气在肝；三月、四月，天气正方，地气定发，人气在脾；五月、六月，天气盛，地气高，人气在头；七月、八月，阴气始杀，人气在肺；九月、十月，阴气始冰，地气始闭，人气在心；十一月、十二月，冰复，地气合，人气在肾。故春刺散腧及与分理，血出而止。甚者传气，间者环也。夏刺络腧，见血而止，尽气闭环，痛病必下。秋刺皮肤循理，上下同法，神变而止。冬刺腧窍于分理，甚者直下，间者散下。

春夏秋冬，各有所刺，法其所在。春刺夏分，令人不食，少气；春刺秋分，令人时惊，且哭；春刺冬分，令人胀，病不愈，且欲言语。夏刺春分，令人懈惰；夏刺秋分，令人心中欲无言，惕惕如人将捕之；夏刺冬分，令人少气，时欲怒。秋刺春分，令人惕然，欲有所为，起而忘之；秋刺夏分，令人嗜卧，且善梦；秋刺冬分，令人洒洒时寒。冬刺春分，令人卧不能眠；冬刺夏分，令人气上，发为诸痹；冬刺秋分，令人善渴。

**刺禁论**

黄帝问曰：愿闻禁数？岐伯曰：脏有要害，不可不察。肝生于左，肺藏于右，心部于表，肾治于里，脾谓之使，胃为之市。膈肓之上，中有父母，七节之旁，中有小心谓肾神，从之有福，逆之有咎。

刺中心，一日死，其动为噫；刺中肝，五日死，其动为语一作欠；刺中肾，六日死，其动为嚏一作三日；刺中肺，三日死，其动为咳；刺中脾，十日死，其动为吞；刺中胆，一日半死，其动为呕。刺足跗上中脉，血出不止，死；刺面中溜脉，不幸为盲；刺头中脑户，入脑立死；刺舌下中脉太过，血出不止为喑；刺足下布络中脉，血不出为肿；刺郄中大脉，令人仆脱色；刺气街中脉，血不出，为肿鼠仆；刺脊间中髓为伛；刺乳上中乳房，为肿根蚀；刺缺盆中内陷气泄，令人喘咳逆；刺手鱼腹内陷，为肿。

刺阴股中大脉，血出不止，死；刺客主人内陷中脉，为内漏耳聋；刺膝髌出液为跛；刺臂太阴脉，出血多，立死；刺足少阴脉，重虚出血，为舌难以言；刺膺中陷中肺，为喘逆仰息；刺肘中内陷气归之，为不屈伸；刺阴股下三寸内陷，令人遗溺；刺腋下胁间内陷，令人咳；刺少腹中膀胱溺出，令人少腹满；刺腨肠内陷，为肿；刺眶上陷骨中脉，为漏为盲；刺关节中液出，不得屈伸。

无刺大醉，令人气乱一作脉乱；无刺大怒，令人气逆；无刺大劳人；无刺新饱人；无刺大饥人；无刺大渴人；无刺大惊人。新纳无刺，已刺勿纳；已醉勿刺，已刺勿醉；新怒勿刺，已刺勿怒；新劳勿刺，已刺勿劳；已饱勿刺，已刺勿饱；已饥勿刺，已刺勿饥；已渴勿刺，已刺勿渴。乘车来者，卧而休之如食顷乃刺之；出行来者，坐而休之如行十里乃刺之；大惊大恐，必定其气乃刺之。

### 五夺不可泻

岐伯曰：形容已脱，是一夺也；大脱血之后，是二夺也；大汗之后，是三夺也；大泄之后，是四夺也；新产大血之后，是五夺也。此皆不可泻。

### 四季不可刺

岐伯曰：正月、二月、三月，人气在左，无刺左足之阳。四月、五月、六月，人气在右，无刺右足之阳。七月、八月、九月，人气在右，无刺右足之阴。十月、十一月、十二月，人气在左，无刺左足之阴。

### 死期不可刺

岐伯曰：病先发于心，心主痛，一日而之肺，加咳；三日而之肝，加胁支痛；五日而之脾，加闭塞不通，身痛体重，三日不已，死。冬夜半，夏日中。

病先发于肺，喘咳；三日而之肝，胁支满痛；一日而之脾，身重体痛；五日而之胃，胀，十日不已，死。冬日入，夏日出。

病先发于肝，头痛目眩，胁支满；三日而之脾，体重身痛；五日而之胃，胀；三日而之肾，腰脊少腹痛，胫酸，三日不已，死。冬日入，夏早食。

病先发于脾，身痛体重；一日而之胃，胀；二日而之肾，少腹腰脊痛，胫酸；三日而之膀胱，背膂筋痛，小便闭，十日不已，死。冬人定，夏晏食。

病先发于肾，少腹腰脊痛，胻酸；三日而之膀胱，背膂筋痛，小便闭；三日而上之心，心胀；三日而之小肠，两胁支痛，三日不已，死。冬大晨，夏晏晡。

病先发于胃，胀满，五日而之肾，少腹腰脊痛，胻酸；三日而之膀胱，背膂筋痛，小便闭；五日而之脾，身体重，六日不已，死。冬夜半，夏日晡。

病先发于膀胱，小便闭；五日而之肾，少腹胀，腰脊痛，胻酸；一日而之小肠，肚胀；一日而之脾，身体重，二日不已，死，冬鸡鸣，夏下晡。

诸病以次相传，如是者，皆有死期，不可刺也，间有一脏及二、三脏者，乃可刺也。

**刺法论**

黄帝问曰：人虚即神游失守位，使鬼神外干，是致夭亡，何以全真？愿闻刺法。岐伯曰：神移失守，虽在其体，然不致死，或有邪干，故令夭寿。只如厥阴失守，天已虚，人气肝虚，感天重虚，即魂游于上肝虚、天虚，又遇出汗，是谓三虚。神游上位，左无英君，神光不聚，白尸鬼至，令人卒亡。邪干厥阴，大气身温，犹可刺之目有神采，心腹尚温，口中无涎，舌卵不缩，刺足少阳之所过丘墟穴，针三分。咒曰：太上元君，郁郁青龙，常居其左，制之三魂。诵三遍。次呼三魂名：爽灵、胎光、幽精，诵三遍。次想青龙于穴下，刺之可徐徐出针，亲令人按气于口中，腹中鸣者可活。次刺肝之俞九椎下两旁。咒曰：太微帝君，元英制魂，贞元及本，令入青云。又呼三魂名如前三遍针三分，留三呼，次进一分，留三呼，复退二分，留一呼，徐徐出针，气及复活。

人病心虚，又遇君相二火，司天失守、感而三虚，遇火不及，黑尸鬼犯之，令人暴亡舌卵不缩，目神不变。可刺手少阳之所过阳池。咒曰：太乙帝君，泥丸总神，丹无黑气，来复其真。诵三遍，想赤凤于穴下刺三分，留一呼，次进一分，留三呼，复退留一呼，徐出扪穴，即令复活，复刺心俞五椎两旁。咒曰：丹房守灵，五帝上清，阳和布体，来复黄庭。诵三遍刺法同前。

人脾病，又遇太阴司天失守，感而三虚智意二神，游于上位，故日失守。又遇土不及，青尸鬼犯之，令人暴亡。可刺足阳明之所过冲阳。咒曰：常在魂庭，始清太宁，元和布气，六甲及真。诵三遍，先想黄庭于穴下刺三，留三，次进二，留一呼，徐徐出，以手扪。复刺脾俞十一椎下两旁。咒曰：大始乾位，总统坤元，黄庭真气，来复游全。诵三遍刺三，留二，进五，动气至，徐出针。

人肺病，遇阳明司天失守，感而三虚。又遇金不及，有赤尸鬼干人，令人暴亡。可刺手阳明之所过合谷。咒曰：青气真全，帝符日元，七魄归右，今复本田。诵三遍，想白虎于穴下刺三，留三，次进二，留三，复退，留一，徐出，扪。复刺肺俞三椎下两旁。咒曰：左元真人，六合气宾，天符帝力，来入其门。诵三遍针一分半，留三呼，次进二分，留一呼，徐出，手扪。

人肾病，又遇太阳司天失守，感而三虚。又遇水运不及之年，有黄尸鬼干人正气，吸人神魂，致暴亡。可刺足太阳之所过京骨。咒曰：元阳育婴，五老及真，泥丸玄华，补精长存。想黑气于穴下刺一分半，留三呼，进三分，留一呼，徐出针，扪穴。复刺肾俞十四椎下两旁。咒曰：天玄日晶，太和昆灵，贞元内守，持入始清。诵三遍刺三分，留三呼，进三分，留三呼。徐徐出针，扪穴。

**五刺应五脏论**

岐伯曰：凡刺有五，以应五脏。一曰半刺者，浅纳而疾发针，无针肉，如拔毛状，以取皮气，以应肺也。二曰豹纹刺者，左右前后针之，中脉，以取经络之血，以应心也。三曰关刺者，直刺左右尽筋上，以取筋痹，慎无出血，以应肝也。四曰合谷刺者，左右鸡足，针于分肉之间，以取肌痹，以应脾也。五曰输刺者，直入直出，深内至骨，以取骨痹，以应肾也。

九刺应九变论

岐伯曰：凡刺有九，以应九变。一曰输刺者，诸经荥输脏腧也。二曰远道刺者，病在上取之下，刺腑腧也。三曰经刺者，刺大经之结络经分也。四曰络刺者，刺小络血脉也。五曰分刺者，刺分肉间也。六曰大泻刺者，刺大脓也。七曰毛刺者，刺浮毛皮也。八曰巨刺者，左取右，右取左也。九曰焠刺者，燔针以取痹也。

十二刺应十二经论

岐伯曰：凡刺有十二，以应十二经。一曰偶刺者，以手直心若背，直痛所，一刺前，一刺后，以治心痹刺宜旁针。二曰报刺者，刺痛无常处。上下行者，直纳无拔针，以手随病所按之，乃出针复刺也。三曰恢刺者，直刺旁举之，前后恢筋急，以治筋痹。四曰齐刺者，直入一，旁入二，以治寒气少深者。五曰扬刺者，正纳一，旁纳四而浮之，以治寒气博大者。六曰直针刺者，引皮乃刺之，以治寒气之浅者，七曰输刺者，直入直出，稀发针而深之，以治气盛而热者。八曰短刺者，刺骨痹，稍摇而深之。置针骨所，以上下摩骨也。九曰浮刺者，旁入而浮之，以治肌急而寒者。十曰阴刺者，左右率刺之，以治寒厥。中寒厥，足踝后少阴也。十一曰旁针刺者，直旁刺各一，以治留痹久居者。十二曰赞刺者，直入直出，数发针而浅之出血，是谓治痈肿也。

手足阴阳经脉刺论

岐伯曰：足阳明，五脏六腑之海也。其脉大，血多气盛，壮热，刺此者，不深弗散，不留弗泻也。足阳明，刺深六分，留十呼。足太阳，深五分，留六呼。足少阳，深四分，留五呼。足少阴，深三分，留四呼。足太阴，深二分，留三呼。足厥阴，深一分，留二呼。手之阴阳，其受气之道近，其气之来疾，其刺深者，皆无过二分，其留皆无过一呼，刺而过此者，则脱气。

### 标本论

岐伯曰：先病而后逆者，治其本；先逆而后病者，治其本；先寒而后生病者，治其本；先病而后生寒者，治其本；先热而后生病者，治其本；先泄而后生他病者，治其本。必且调之，乃治其他病。先病而后中满者，治其标；先病而后泄者，治其本；先中满而后烦心者，治其本。有客气，有同气，大小便不利，治其标；大小便利，治其本。病发而有余，本而标之，先治其本，后治其标；病发而不足，标而本之，先治其标，后治其本。谨详察间甚，以意调之。间者并行，甚为独行。先大小便不利，而后生他病者，治其本也。

### 刺王公布衣

岐伯曰：膏粱藿菽之味，何可同也？气滑则出疾，气涩则出迟，气悍则针小而入浅，气涩则针大而入深，深则欲留，浅则欲疾。以此观之，刺布衣者，深而留之；刺大人者，微以徐之。此皆因其慓悍滑利也。

寒痹内热，刺布衣以火焠之，刺大人以药熨之。

### 刺常人黑白肥瘦

岐伯曰：年质壮大，血气充盈，肤革坚固，因加以邪，刺此者，深而留之。此肥人也，广肩腋项，肉厚皮黑色，唇临临然，其血黑以浊，其气涩以迟。其为人也，贪于取与，刺此者，深而留之，多益其数也。瘦人皮薄色白，肉廉廉然，薄唇轻言，其血气清，易脱于气，易损于血，刺此者，浅而疾之。

刺肥人者以秋冬之齐，刺瘦人者以春夏之齐。

### 刺壮士

岐伯曰：壮士真骨，坚肉缓节，此人重则气涩血浊，刺此者，深而留之，多益其数；劲则气滑血清，刺此者，浅而疾之。

### 刺婴儿

岐伯曰：婴儿者，其肉脆，血少气弱，刺此者，以毫针浅刺而疾发针，日再刺可也。

### 人身左右上下虚实不同刺

岐伯曰：天不足西北，故西北方阴也，而人右耳目不如左明也。地不满东南，故东南方阳也，而人左手足不如右强也。东方阳也，阳者其精并于上，并于上，则上明而下虚，故使耳目聪明，而手足不便也。西方阴也，阴者其精并于下，并于下，则下盛而上虚，故使耳目不聪明，而手足便也。故俱感于邪，其在上则右甚，在下则左甚，此天地阴阳所不能移也，故邪居之。盖天有精，地有形，天有八纪，地有五理，故能为万物之父母。清阳上天，浊阴归地，是故天地之动静，神明之纲纪，故能以生长收藏，终而复始，惟贤人上配天以养头，下象地以养足，中傍人事以养五脏。天气通于肺，地气通于嗌，风气通于肝，雷气通于心，谷气通于脾，雨气通于肾，六经为川，肠胃为海，九窍为水注之器。以天地为之阴阳，阳之汗，以天地之雨名之；阳之气，以天地之疾风名之。暴风象雷，逆风象阳，故治不法天之纪，不用地之理，则灾害至矣。故邪风之至，疾如风雨，故善治者，治皮毛，其次治肌肤，其次治筋脉，其次治六腑，其次治五脏。治五脏者，半死半生也。故天之邪气，感则害人五脏；水谷之寒热，感则害人六腑；地之湿气，感则害人皮肤筋脉。故善用针者，从阴引阳，从阳引阴，以右治左，以左治右，以我知彼，以表知里，以观过与不及之理，见微则过用之不殆。

## 难　经《难经本义》

一难曰：十二经皆有动脉。独取寸口，以决五脏六腑死生吉凶之法，何谓也？

十二经皆有动脉者，如手太阴脉动：中府、云门、天府、侠白；手阳明脉动：合谷、阳溪；手少阴脉动：极泉；手太阳脉动：天窗；手厥阴脉动：劳宫；手少阳脉动：禾髎；足太阴脉动：箕门、冲门；足阳明脉动：冲阳、大迎、人迎、气冲；足少阴脉动：太溪、阴谷；足太阳脉动：委中；足厥阴脉动：太冲、五里、阴廉；足少阳脉动：下关、听会之类也。谓之经者，以荣卫之流行经常不息者而言；谓之脉者，以血理之分衺行体者而言也。故经者径也，脉者陌也。越人之意，盖谓凡此十二经，经皆有动脉，如上文所云者，今置不取，乃独取寸口以决脏腑死生吉凶何耶?

**然，寸口者，脉之大会，手太阴之脉动也**然者答词，余仿此。

寸口，谓气口也，居手太阴鱼际却行一寸之分。气口之下曰关、曰尺云者，而荣卫之行于阳者，二十五度，行于阴者，亦二十五度，出入阴阳，参交互注，无少间断，五十度毕，适当漏下百刻，为一晬时，又明日之平旦矣，乃复会于手太阴。此寸口所以为五脏六腑之所终始，而法有取于是焉。人一呼一吸为一息，每刻一百三十五息，每时八刻，计一千八十息，十二时九十六刻，计一万二千九百六十息，刻之余分，得五百四十息，合一万三千五百息也。一息脉行六寸，每二刻二百七十息，脉行一十六丈二尺，每时八刻，脉行六十四丈八尺。荣卫四周于身，十二时，计九十六刻，脉行七百七十七丈六尺，为四十八周身；刻之余分，行二周身，得三十二丈四尺，总之为五十度周身，脉得八百一十丈也。此呼吸之息，脉行之数，周身之度，合昼夜百刻之详也。行阳行阴，谓行昼行夜。

七难曰：经言少阳之至，乍大乍小，乍短乍长；阳明之至，浮大而短；太阳之至，洪大而长；太阴之至，紧大而长；少阴之至，紧细而微；厥阴之至，沉短而数。此六者，是平脉邪？将病脉邪？然，皆旺脉也。

六脉者之旺，说见下文。

其气以何月各旺几日？然，冬至之后，得甲子少阳旺，复得甲子阳明旺，复得甲子太阳旺，复得甲子太阴旺，复得甲子少阴旺，复得甲子厥阴旺，旺各六十日，六六三百六十日，以成一岁。此三阳、三阴之旺时日大要也。

上文言三阳、三阴之旺脉，此言三阳、三阴之旺时，当其时，则见其脉也。

刘温舒曰：《至真要大论》云：厥阴之至其脉弦，少阴之至其脉钩，太阴之至其脉沉，少阳之至大而浮，阳明之至短而涩，太阳之至大而长。亦随天地之气卷舒也。如春弦、夏洪、秋毛、冬石之类，则五运六气四时亦皆应之，而见于脉耳。若《平人气象论》，太阳脉至洪大而长，少阳脉至乍数乍疏，乍短乍长，阳明脉至浮大而短。《难经》以之以论三阴、三阳之脉者，以阴阳始生之浅深而言之也。

**十二难曰：经言五脏脉已绝于内，用针者反实其外，五脏脉已绝于外，用针者反实其内。内外之绝，何以别之？然，五脏脉已绝于内者，肾肝气已绝于内也，而医反补其心肺；五脏脉已绝于外者，其心肺脉已绝于外也，而医反补其肾肝。阳绝补阴，阴绝补阳，是谓实实虚虚，损不足而益有余，如此死者，医杀之耳。**

《灵枢》云：凡将用针，必先诊脉，视气之剧易，乃可以治也。又云：所谓五脏之气已绝于内者，脉口气内绝不至，反取其外之病处，与阳经之合，有留针以致阳气，阳气至则内重竭，重竭则死。其死也，无气以动，故静；所谓五脏之气已绝于外者，脉口气外绝不至，反取其四末之输，有留针以致其阴气，阴气至则阳气反入，入则逆，逆则死矣。其死也，阴气有余，故躁。此《灵枢》以脉口内外言阴阳也。越人以心、肺、肾、肝内外别阴阳，其理亦由是也。

二十二难曰：经言脉有是动，有所生病，一脉变为二病者，何也？然，经言是动者，气也；所生病者，血也。邪在气，气为是动，邪在血，血为所生病。气主呴之，血主濡之，气留而不行者，为气先病也，血壅而不濡者，为血后病也，故先为是动，后所生也。

三十五难曰：五脏各有所，腑皆相近，而心、肺独去大肠、小肠远者，何也？然，经言心荣肺卫，通行阳气，故居在上；大肠、小肠传阴气而下，故居在下，所以相去而远也。

四十难曰：经言肝主色，心主臭，脾主味，肺主声，肾主液。鼻者肺之候，而反知香臭，耳者肾之候，而反闻声，其义何也？然，肺者，西方金也，金生于巳，巳者，南方火也，火者心，心主臭，故令鼻知香臭。肾者，北方水也，水生于申，申者，西方金，金者肺，肺主声，故令耳闻声。

四明陈氏曰：臭者心所主，鼻者肺之窍，心之脉上肺，故令鼻能知香臭也。声者肺所主，耳者肾之窍，肾之脉上肺，故令耳能闻声也。愚按越人此说，盖以五行相生之义而言，且见其相因而为用也。

四十三难曰：人不食饮，七日而死者，何也？然，人胃中当有留谷二斗，水一斗五升，故平人日再至圊，一行二升半，日中五升，七日，五七三斗五升，而水谷尽矣。故平人不食饮七日而死者，水谷津液俱尽，即死矣。

水去则荣散，谷消则卫亡，荣散卫亡，神无所依，故死。

四十六难曰：老人卧而不寐，少壮寐而不寤者，何也？然，经言少壮者血气盛，肌肉滑，气道通，荣卫之行，不失于常，故昼日精，夜不寤也。老人血气衰，肌肉不滑，荣卫之道涩，故昼日不能精，夜不能寐也。

老卧不寐，少寐不寤，系乎荣卫血气之有余、不足也。

四十七难曰：人面独能耐寒者，何也？然，人头者，诸阳之会也，诸阴脉皆至颈胸中而还，独诸阳脉皆上至头耳，故令面耐寒也。

四十九难曰：有正经自病，有五邪所伤，何以别之？然，忧愁思虑则伤心，形寒饮冷则伤肺，恚怒气逆、上而不下则伤肝，饮食劳倦则伤脾，久坐湿地、强力入水则伤肾，是正经之自病也。

何谓五邪？然，有中风，有伤暑，有饮食劳倦，有伤寒，有中湿，此之谓五邪。

谢氏曰：饮食劳倦，自是二事，饮食得者，饥饱失时，此外邪伤也。劳倦得者，劳形力而致倦怠，此正经自病也。

假令心病，何以知中风得之？然，其色当赤。何以言之？肝主色，自入为青，入心为赤，入脾为黄，入肺为白，入肾为黑。故知肝邪人心当赤色。其病身热胁下满痛，其脉浮大而弦。何以知伤暑得之？然，当恶臭。何以言之？心主臭，自入为焦臭，入脾为香臭，入肝为臊臭，入肾为腐臭，入肺为腥臭。故知心病当恶臭。其病身热而烦，心痛，其脉浮大而散。

何以知饮食劳倦得之？然，当喜苦味也。虚为不欲食，实为欲食。何以言之？脾主味，入肝为酸，入心为苦，入肺为辛，入肾为咸，自入为甘，故知脾邪入心，为喜苦味也。其病身热而体重嗜卧，四肢不收，其脉浮大而缓。

何以知伤寒得之？然，当谵言妄语。何以言之？肺主声，入肝为呼，入心为言，入脾为歌，入肾为呻，自入为哭。故知肺邪入心，为谵言妄语也。其病身热，洒洒恶寒，甚则喘咳，其脉浮大而涩。

何以知中湿得之？然，当喜汗出不可止。何以言之？肾主液，入肝为泣，入心为汗，入脾为涎，入肺为涕，自入为唾。故知肾邪入心，为汗出不可止也。其病身热而少腹痛，足胫寒而逆。其脉沉濡而大，此五邪之法也。

此篇越人盖言阴阳、脏腑、经络之偏虚偏实者也。由偏实也，故内邪得而生；由偏虚也，故外邪得而入。

五十难曰：病有虚邪，有实邪，有微邪，有贼邪，有正邪，何以别之？然，从后来者为虚邪，从前来者为实邪，从所不胜来者为微邪，从所胜来者为贼邪，自病者为正邪。

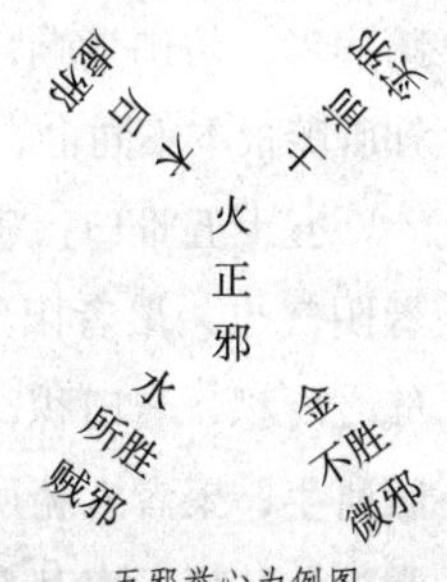

五邪举心为例图

五行之道，生我者体，其气虚也，居吾之后而来为邪，故曰虚邪；我生者相，气方实也，居吾之前而来为邪，故曰实邪。正邪，则本经自病者也。

何以言之？假令心病，中风得之为虚邪，伤暑得之为正邪，饮食劳倦得之为实邪，伤寒得之为微邪，中湿得之为贼邪。

五十一难曰：病有欲得温者，有欲得寒者，有欲得见人者，有不欲得见人者，而各不同，病在何脏腑也？然，病欲得寒而欲见人者，病在腑也；病欲得温而不欲见人者，病在脏也，何以言之？腑者阳也，阳病欲得寒，又欲见人；脏者阴也，阴病欲得温，又欲闭户独处，恶闻人声。故以别知脏腑之病也。

五十二难曰：腑脏发病，根本等否？然，不等也，何？然，脏病者，止而不移，其病不离其处；

腑病者，仿佛贲响，上下行流，居处无常。故以此知脏腑根本不同也。

五十五难曰：病有积有聚，何以别之？然，积者阴气也，聚者阳气也，故阴沉而伏，阳浮而动。气之所积，名曰积，气之所聚，名曰聚，故积者五脏所生，聚者六腑所成也。积者阴气也，其始发有常处，其痛不离其部，上下有所终始，左右有所穷处；聚者阳气也，其始发无根本，上下无所留止，其痛无常处，谓之聚。故以是别知积聚也。

五十六难曰：五脏之积，各有名乎？以何月何日得之？然，肝之积名曰肥气盛也。在左胁下，如覆杯，有头足，久不愈，令人发咳逆痎疟，连岁不已，以季夏戊己日得之。何以言之？肺病传于肝，肝当传脾，脾季夏适旺，旺不受邪，肝复欲还肺，肺不肯受，故留结为积。故知肥气以季夏戊己日得之。

心之积名曰伏梁伏而不动，如梁木然。起脐上，大如臂，上至心下，久不愈，令人病烦心，以秋庚辛日得之。何以言之？肾病传心，心当传肺，肺以秋适旺，旺不受邪，心欲复还肾，肾不肯受，故留结为积。故知伏梁以秋庚辛日得之。

脾之积名曰痞气痞塞不通。在胃脘，覆大如盘，久不愈，令人四肢不收，发黄疸，饮食不为肌肤，以冬壬癸日得之。何以言之？肝病传脾，脾当传肾，肾以冬适旺，旺不受邪，脾复欲还肝，肝不肯受，故留结为积。故知痞气以冬壬癸日得之。

肺之积名曰息贲或息或贲。在右胁下，覆大如杯，久不已，令人洒淅寒热而咳，发肺痈，以春甲乙日得之。何以言之？心病传肺，肺当传肝，肝以春适旺，旺不受邪，肺复欲还心，心不肯受，故留结为积。故知息贲以春甲乙日得之。

肾之积名曰贲豚若豚之贲，不常定也。豚性躁，故名之。发于少腹，上至心下，若豚状，或上或下无时，久不已，令人喘逆，骨痿，少气，以夏丙丁日得之。何以言之？脾病传肾，肾当传心，心以夏适旺，旺不受邪，肾复欲还脾，脾不肯受，故留结为积。故知贲豚以夏丙丁日得之。此五积之要法也。

五十九难曰：狂癫之病，何以别之？然，狂疾之始发，少卧而不饥，自高贤也，自辨智也，自倨贵也，妄笑好歌乐，妄行不休是也。癫疾始发，意不乐，僵仆直视，其脉三部阴阳俱盛是也。

六十难曰：头、心之病，有厥痛，有真痛，何谓也？然，手三阳之脉受风寒，伏留而不去者，则名厥头痛；入连在脑者，名真头痛。其五脏气邪气相干，名厥心痛；其痛甚，但在心，手足青者，即名真心痛。其真头、心痛者，旦发夕死，夕发旦死。

六十一难曰：经言望而知之谓之神，闻而知之谓之圣，问而知之谓之工，切脉而知谓之巧，何谓也？然，望而知之者，望见其五色以知其病。

《素问·五脏生成篇》云：色见青如草滋，黄如枳实，黑如炱，赤如衃血，白如枯骨者，皆死；青如翠羽，赤如鸡冠，黄如蟹腹，白如豕膏，黑如乌翎者，皆生。《灵枢》云：青黑为痛，黄赤为热，白为寒。又云：赤色出于两颧，大如拇指者，病虽小愈，必卒死；黑色出于庭颜也，大如拇指，必不病而卒。又云：诊血脉者，多赤多热，多青多痛，多黑为久痹，多黑、多赤、多青皆见者，为寒热身痛。

面色微黄，齿垢黄，爪甲上黄，黄疸也。又如验产妇，面赤舌青，母活子死；面青舌赤，沫出，母死子活；唇口俱青，子母俱死之类也。

**闻而知之者，闻其五音以别其病。**

四明陈氏曰：五脏有声，而声有音，肝声呼，音应角，调而直，音声相应则无病，角乱则病在肝。心声笑，音应徵，和而长，音声相应则无病，徵乱则病在心。脾声歌，音应宫，大而和，音声相应则无病，宫乱则病在脾。肺声哭，音应商，轻而劲，音声相应则无病，商乱则病在肺。肾声呻，音应羽，沉而深，音声相应则无病，羽乱则病在肾。

**问而知之者，问其所欲五味，以知其病所起所在也。**

《灵枢》云：五味入口，各有所走，各有所病。酸走筋，多食之令人癃；咸走血，多食之令人渴；辛走气，多食之令人洞心。辛与气俱行，故辛入心而与汗俱出；苦走骨，多食之令人变呕；甘走肉，多食之令人悗心悗，音闷。推此，则知问其所欲五味，以知其病之所起所在也。

袁氏曰：问其所欲五味中偏嗜偏多食之物，则知脏气有偏胜偏绝之候也。

**切脉而知之者，诊其寸口，视其虚实，以知其病，病在何脏腑也。**

诊寸口，即第一难之义。

王氏《脉法赞》曰：脉有三部，尺、寸及关，荣卫流行，不失衡铨。肾沉、心洪、肺浮、肝弦，此自常经，不失铢钱。出入升降，漏刻周旋，水下二刻，脉一周身，旋复寸口，虚实见焉。

**经言以外知之曰圣，以内知之曰神，此之谓也。**

以外知之望闻，以内知之问切也。神，微妙也。圣，通明也。

# 卷之二

## 周身经穴赋《医经小学》

手太阴兮大指侧，少商、鱼际兮太渊穴。经渠兮列缺，孔最兮尺泽。侠白共天府为邻，云门与中府相接左右共二十二穴。

手阳明兮大肠之经，循商阳兮二三而行二间、三间也，历合谷、阳溪之腧，过偏历、温溜之滨。下廉、上廉、三里而近，曲池、肘髎、五里之程。臑髃即臂臑、肩髃二穴上于巨骨，天鼎纡乎扶突。禾髎唇连，迎香鼻迫左右共四十穴。

胃乃足之阳明，厉兑趋乎内庭。过陷谷、冲阳之分，见解溪、丰隆之神。下巨虚兮条口陈，上巨虚兮三里仍。犊鼻引入于梁丘、阴市之下，伏兔上贯于髀关、气冲之经。归来兮水道，大巨兮外陵。运天枢兮滑肉，礼太乙兮关门。梁门兮承满，不容兮乳根。乳中之膺窗、屋翳，库房之气户、缺盆。气舍、水突，人迎、大迎。地仓兮巨髎续，四白兮承泣分。御颊车于下关，张头维于额根左右共九十穴。

足太阴兮脾中州，隐白出兮大指头。赴大都兮瞻太白，访公孙兮至商丘。越三阴之交而漏谷、地机可即，步阴陵之泉而血海、箕门是求。入冲门兮府舍轩豁，解腹结兮大横优游。腹哀、食窦兮，接天溪而同派；胸乡、周荣兮，缀大包而如钩左右共四十二穴。

迨夫真心为手少阴，少冲出乎小指，少府直乎神门。阴郄、通里兮，灵道非远；少海、青灵兮，极泉何深左右共十八穴。

手之太阳，小肠之荥。路从少泽步前谷、后溪之隆，道遵腕骨观阳谷、养老之崇。得支正于小海，逐肩贞以相从。值臑俞兮遇天宗，乘秉风兮曲垣中。肩外俞兮肩中俞，启天窗兮见天容。非由颧髎，曷造听宫左右共三十八穴。

足膀胱兮太阳，交背部之二行。穷至阴于通谷之口，寻束骨于京骨之乡。申脉命仆参以前导，昆仑辟金门于踝旁。奋附阳、飞扬之志，转承山、承筋之行。至于合阳，委中、委阳，浮郄、殷门以岐往，承扶、秩边而胞肓。入志室兮肓门、胃仓，开意舍兮振彼阳纲。出魂门兮膈关，乃譩譆乎神堂。膏肓兮在四椎之左右，魄户兮随附分而会阳。下、中、次、上之髎，白环、中膂之房。膀胱俞兮小肠，大肠俞兮在旁。三焦、肾俞兮胃俞接，脾、胆、肝、膈兮心俞当。厥阴、肺俞之募，风门、大杼之方。天柱坚兮玉枕、络却，通天溪兮见彼承光。自五处、曲差而下，造攒竹、睛明之场左右共一百二十六穴。

足少阴兮肾属，涌泉流于然谷。太溪、大钟兮水泉缘，照海、复溜兮交信续。从筑宾兮上阴谷，掩横骨兮大赫麓。气穴、四满兮中注，肓俞上通兮商曲。守石关兮阴都宁，闭通谷兮幽门肃。步廊、神封而灵墟存，神藏、彧中而俞府足左右共五十四穴。

手厥阴心包之络，中冲发中指之奇。自劳宫、大陵而往，逐内关、间使而驰。叩郄门于曲泽，酌天泉于天池左右共十八穴。

手少阳三焦之脉，在小指次指之端。关冲开乎液门，中渚、阳池、外关。支沟、会宗、三阳络，四渎、天井、清冷渊，消泺、臑会、肩髎相连。天髎处天牖之下，翳风让瘈脉居先。颅息定而角孙近耳，丝竹空而和髎倒悬。耳门既辟，夏蚋闻焉左右共四十六穴。

足少阳兮胆经，穴乃出乎窍阴，溯侠溪兮地五会，过临泣兮丘墟平。悬钟兮阳辅、光明，外丘兮阳交、阳陵。西出阳关兮，抵中渎、风市之境；环跳、居髎兮，循维道、五枢之宫。考夫带脉，询至京门。日月丽兮辄筋荣，渊液泄兮肩井盈。临风池兮脑空鸣，穷窍阴兮完骨明，举浮白于天冲，接承灵于正营。目窗兮临泣，阳白兮本神。率谷回兮曲鬓出，悬厘降兮悬颅承。颔厌兮嘉客主人，听会兮瞳子髎迎左右共八十八穴。

厥阴在足，肝经所钟。起大敦于行间，循太冲于中封。蠡沟、中都之会，膝关、曲泉之宫。袭阴包于五里兮，阴廉乃发；寻羊矢于章门兮，期门可攻左右共二十六穴。

至若任脉，行乎腹与胸，承浆泄兮廉泉通。窥天突于璇玑，捣华盖于紫宫。登玉堂兮膻中集，履中庭兮鸠尾冲。瞻巨阙兮二脘上中，过建里兮下脘攸同。水分兮神阙缥缈，阴交兮气海鸿濛。石门直兮关元、中极，曲骨横兮会阴乃终凡二十四穴。

督脉行乎背部中，兑端接兮龈交从。素髎在鼻兮，水沟疏通；神庭入发兮，上星瞳蒙。囟会现兮前顶，百会俨兮尊崇。后顶辅兮强间逢，脑户闭兮风府空。哑门通于大椎兮，陶道夷坦；身柱缥于神道兮，灵台穹窿。至阳立下，筋缩、脊中；接脊悬枢，命门重重。歌阳关兮舞腰俞，愿长强兮寿无穷凡二十七穴。

## 百症赋《聚英》

百症腧穴，再三用心。囟会连于玉枕，头风疗以金针。悬颅、颔厌之中，偏头痛止；强间、丰隆之际，头痛难禁。

原夫面肿虚浮，须仗水沟、前顶；耳聋气闭，全凭听会、翳风。面上虫行有验，迎香可取；耳中蝉噪有声，听会堪攻。

目眩兮，支正、飞扬；目黄，阳纲、胆俞。攀睛攻少泽、肝俞之所，泪出刺临泣、头维之处。目中漠漠，即寻攒竹、三间；目觉䀮䀮，急取养老、天柱。观其雀目汗气，睛明、行间而细推；审他项强伤寒，温溜、期门而主之。廉泉、中冲，舌下肿疼堪取；天府、合谷，鼻中衄血宜追。耳门、丝竹空，住牙疼于顷刻；颊车、地仓穴，正口㖞于片时。喉痛兮，液门、鱼际去疗，转筋兮，金门、丘墟来医。阳谷、侠溪，颔肿口噤并治；少商、曲泽，血虚口渴同施。通天去鼻内无闻之苦，复溜祛舌干口燥之悲。哑门、关冲，舌缓不语而要紧；天鼎、间使，失音嗫嚅而休迟。太冲泻唇㖞以速愈，承浆泻牙疼而即移，项强多恶风，束骨相连于天柱；热病汗不出，大都更接于经渠。

且如两臂顽麻，少海就傍于三里；半身不遂，阳陵远达于曲池。建里、内关，扫尽胸中之苦闷；听宫、脾俞，祛残心下之悲凄。

久知胁肋疼痛，气户、华盖有灵；腹内肠鸣，下脘、陷谷能平。胸胁支满何疗，章门不用细寻。膈疼饮蓄难禁，膻中、巨阙便针。胸满更加噎塞，中府、意舍所行；胸膈停留瘀血，肾俞、巨髎宜征。胸满项强，神藏、璇玑已试；背连腰痛，白环、委中曾经。脊强兮水道、筋缩，目眩兮颧髎、大迎。痉病非颅息而不愈，脐风须然谷而易醒。委阳、天池，腋肿针而速散；后溪、环跳，腿疼刺而即轻。梦魇不宁，厉兑相谐于隐白；发狂奔走，上脘同起于神门。惊悸怔忡，取阳交、解溪勿误；反张悲哭，仗天冲、大横须精。癫疾必身柱、本神之令，发热仗少冲、曲池之津。岁热时行，陶道复求肺俞理；风痫常发，神道须还心俞宁。湿寒湿热下髎定，厥寒厥热涌泉清。寒栗恶寒，二间疏通阴郄暗；烦心呕吐，幽门闭彻玉堂明。行间、涌泉，主消渴之肾竭；阴陵、水分，去水肿之脐盈。痨瘵传尸，趋魄户、膏肓之路；中邪霍乱，寻阴谷、三里之程。治疸消黄，谐后溪、劳宫而看；倦言嗜卧，往通里、大钟而明。咳嗽连声，肺俞须迎天突穴；小便赤涩，兑端独泻太阳经。刺长强于承山，善主肠风新下血；针三阴于气海，专司白浊久遗精。

且如肓俞、横骨，泻五淋之久积；阴郄、后溪，治盗汗之多出。脾虚谷以不消，脾俞、膀胱俞觅；胃冷食而难化，魂门、胃俞堪责。鼻痔必取龈交，瘿气须求浮白。大敦、照海，患寒疝而善蠲；五里、臂臑，生疬疮而能治。至阴、屋翳，疗痒疾之疼多；肩髃、阳溪，消隐风之热极。

抑又论妇人经事改常，自有地机、血海；女子少气漏血，不无交信、合阳。带下产崩，冲门、气冲宜审；月潮违限，天枢、水泉细详。肩井乳痈而极效，商丘痔瘤而最良。脱肛趋百会、尾翳之所，无子搜阴交、石关之乡。中脘主乎积痢，外丘收乎犬伤。寒疟兮商阳、太溪验，痃癖兮冲门、血海强。

夫医乃人之司命，非志士而莫为；针乃理之渊微，须至人之指教。先究其病源，后攻其穴道，随手见功，应针取效。方知玄里之玄，始达妙中之妙。此篇不尽，略举其要。

## 标幽赋杨氏注解

拯救之法，妙用者针。

劫病之功，莫捷于针灸，故《素问》诸书，为之首载，缓、和、扁、华，俱以此称神医。盖一针中穴，病者应手而起，诚医家之所先也。近世此科几于绝传，良为可叹！经云：拘于鬼神者，不可与言至德；恶于砭石者，不可与言至巧。此之谓也。又语云：一针、二灸、三服药。则针灸为妙用可知。业医者，奈之何不亟讲乎?

察岁时于天道，

夫人身十二经，三百六十节，以应一岁十二月、三百六十日。岁时者，春暖、夏热、秋凉、冬寒，此四时之正气。苟或春应暖而反寒，夏应热而反凉，秋应凉而反热，冬应寒而反暖。是故冬伤于寒，春必温病；春伤于风，夏必飧泄；夏伤于暑，秋必痎疟；秋伤于湿，上逆而咳。岐伯曰：凡刺之法，必候日月星辰、四时八正之气，气定乃刺焉。是故天温日阳，则人血淖液而卫气浮，故血易泻，气易行；天寒日阴，则人血凝泣而卫气沉。月始生，则气血始清，卫气始行；月廓满，则气血实，肌肉坚；月廓空，则肌肉减，经络虚，卫气去，形独居。是以因天时而调血气也。天寒无刺，天温无灸，月生无泻，月满无补，月廓空无治，是谓得天时而调之。若月生而泻，是谓脏虚；月满而补，血气洋溢；络有留血，名曰重实；月廓空而治，是谓乱经。阴阳相错，真邪不别，沉以留止，外虚内乱，淫邪乃起。又曰：天有五运，金水木火土也；地有六气，风寒暑湿燥热也。

定形气于予心，

经云：凡用针者，必先度其形之肥瘦，以调其气之虚实，实则泻之，虚则补之，必先定其血脉，而后调之。形盛脉细，少气不足以息者危。形瘦脉大，胸中多气者死。形气相得者生，不调者病，匆失者死，是故色脉不顺而莫针。戒之戒之！

春夏瘦而刺浅，秋冬肥而刺深。

经云：病有沉浮，刺有浅深，各至其理，无过其道，过之则内伤，不及则外壅，壅则贼邪从之，浅深不得，反为大贼，内伤五脏，后生大病。故曰春病在毫毛腠理，夏病在皮肤。故春夏之人，阳气轻浮，肌肉瘦薄，血气未盛，宜刺之浅；秋病在肉脉，冬病在筋骨，秋冬则阳气收藏，肌肉肥厚，血气充满，刺之宜深。又云：春刺十二井，夏刺十二荥，季夏刺十二输，秋刺十二经，冬刺十二合，以配木火土金水。理见《子午流注》。

**不穷经络阴阳，多逢刺禁；**

经有十二：手太阴肺，少阴心，厥阴心包络，太阳小肠，少阳三焦，阳明大肠，足太阴脾，少阴肾，厥阴肝，太阳膀胱，少阳胆，阳明胃也。络有十五：肺络列缺，心络通里，心包络内关，小肠络支正，三焦络外关，大肠络偏历，脾络公孙，肾络大钟，肝络蠡沟，膀胱络飞扬，胆络光明，胃络丰隆，阴跷络照海，阳跷络申脉，脾之大络大包，督脉络长强，任脉络尾翳也。阴阳者，天之阴阳，平旦至日中，天之阳，阳中之阳也。日中至黄昏，天之阳，阳中之阴也。合夜至鸡鸣，天之阴，阴中之阴也。鸡鸣至平旦，天之阴，阴中之阳也。故人亦应之。至于人身，外为阳，内为阴，背为阳，腹为阴，手足皆以赤白肉分之。五脏为阴，六腑为阳，春夏之病在阳，秋冬之病在阴。背固为阳，阳中之阳，心也；阳中之阴，肺也。腹固为阴，阴中之阴，肾也；阴中之阳，肝也；阴中之至阴，脾也。此皆阴阳表里，内外雌雄，相输应也，是以应天之阴阳。学者苟不明此经络、阴阳、升降、左右不同之理，如病在阳明，反攻厥阴，病在太阳，反攻太阴，遂致贼邪未除，本气受敝，则有劳无功，反犯禁刺。

**既论脏腑虚实，须向经寻。**

欲知脏腑之虚实，必先诊其脉之盛衰，既知脉之盛衰，又必辨其经脉之上下。脏者，心、肝、脾、肺、肾也。腑者，胆、胃、大小肠、三焦、膀胱也。如脉之衰弱者，其气多虚，为痒为麻也。脉之盛大者，其血多实，为肿为痛也。然脏腑居位乎内，而经络播行乎外，虚则补其母也，实则泻其子也。若心病，虚则补肝木也，实则泻脾土也。至于本经之中，而亦有子母焉。假如心之虚者，取本经少冲以补之，少冲者井木也，木能生火也；实取神门以泻之，神门者输土也，火能生土也。诸经莫不皆然，要之不离乎五行相生之理，当细思之！

**原夫起自中焦，水初下漏。太阴为始，至厥阴而方终；穴出云门，抵期门而最后。**

此言人之气脉，行于十二经为一周，除任、督之外，计三百九十三穴。一日一夜有百刻，分于十二时，每一时有八刻二分，每一刻计六十分，一时共计五百分。每日寅时，手太阴肺经生自中焦中府穴，出于云门起，至少商穴止；卯时手阳明大肠经，自商阳起至迎香止；辰时足阳明胃经，自头维至厉兑；巳时足太阴脾经，自隐白至大包；午时手少阴心经，自极泉至少冲；未时手太阳小肠经，自少泽至听宫；申时足太阳膀胱经，自睛明至至阴；酉时足少阴肾经，自涌泉至俞府；戌时手厥阴心包络经，自天池至中冲；亥时手少阳三焦经，自关冲至耳门；子时足少阳胆经，自瞳子髎至窍阴；丑时足厥阴肝经，自大敦至期门而终。周而复始，与滴漏无差也。

**正经十二，别络走三百余支；**

十二经者，即手足三阴、三阳之正经也。别络者，除十五络，又有横络、孙络，不知其纪，散走于三百余支脉也。

**正侧仰伏，气血有六百余候。**

此言经络，或正或侧，或仰或伏，而气血循行孔穴，一周于身，荣行脉中三百余候，卫行脉外三百余候。

**手足三阳，手走头而头走足；手足三阴，足走腹而胸走手。**

此言经络，阴升阳降，气血出入之机，男女无以异。

**要识迎随，须明逆顺。**

迎随者，要知荣卫之流注，经脉之往来也。明其阴阳之经，逆顺而取之。迎者以针头朝其源而逆之，随者以针头从其流而顺之。是故逆之者为泻、为迎，顺之者为补、为随，若能知迎知随，令气必和，和气之方，必在阴阳，升降上下，源流往来，逆顺之道明矣。

**况夫阴阳，气血多少为最。厥阴、太阳，少气多血；太阴、少阴，少血多气；而又气多血少者，少阳之分；气盛血多者，阳明之位。**

此言三阴、三阳，气血多少之不同，取之必记为最要也。

**先详多少之宜，次察应至之气。**

凡用针者，先明上文气血之多少，次观针气之来应。

**轻滑慢而未来，沉涩紧而已至。**

轻浮、滑虚、慢迟，入针之后值此三者，乃真气之未到；沉重、涩滞、紧实，入针之后值此三者，是正气之已来。

**既至也，量寒热而留疾；**

留，住也；疾，速也。此言正气既至，必审寒热而施之。故经云：刺热须至寒者，必留针，阴气隆至，乃呼之，去徐，其穴不闭；刺寒须至热者，阳气隆至，针气必热，乃吸之，去疾，其穴急扪之。

**未至也，据虚实而候气。**

气之未至，或进或退，或按或提，导之引之，候气至穴而方行补泻。经曰：虚则推纳进搓，以补其气；实则循扪弹努，以引其气。

**气之至也，如鱼吞钩饵之沉浮；气未至也，如闲处幽堂之深邃。**

气既至，则针有涩紧，似鱼吞钩，或沉或浮而动；其气不来，针自轻滑，如闲居静室之中，寂然无所闻也。

**气速至而速效，气迟至而不治。**

言下针若得气来速，则病易痊，而效亦速也。气若来迟，则病难愈，而有不治之忧。故赋云：气速效速，气迟效迟，候之不至，必死无疑矣。

**观夫九针之法，毫针最微，七星上应，众穴主持。**

言九针之妙，毫针最精，上应七星，又为三百六十穴之针。

**本形金也，有蠲邪扶正之道；**

本形，言针也。针本出于金，古人以砭石，今人以铁代之。蠲，除也。邪气盛，针能除之。扶，辅也。正气衰，针能辅之。

**短长水也，有决凝开滞之机。**

此言针有长短犹水之长短，人之气血凝滞而不通，犹水之凝滞而不通也。水之不通，决之使流于湖海，气血不通，针之使周于经脉，故言针应水也。

**定刺象木，或斜或正；**

此言木有斜正，而用针亦有或斜或正之不同。刺阳经者，必斜卧其针，无伤其卫；刺阴分者，必正立其针，毋伤其荣，故言针应木也。

**口藏比火，进阳补羸。**

口藏，以针含于口也。气之温，如火之温也。羸，瘦也。凡下针之时，必口内温针暖，使荣卫相接，进已之阳气，补彼之瘦弱，故言针应火也。

**循机扪而可塞以象土，**

循者，用手上下循之，使气血往来也。机扪者，针毕以手扪闭其穴，如用土填塞之义，故言针应土也。

**实应五行而可知。**

五行者，金、水、木、火、土也。此结上文，针能应五行之理也。

**然是三寸六分，包含妙理；**

言针虽但长三寸六分，能巧运神机之妙，中含水火，回倒阴阳，其理最玄妙也。

**虽细桢于毫发，同贯多歧。**

桢，针之干也。歧，气血往来之路也。言针之干，虽如毫发之微小，能贯通诸经血气之道路也。

**可平五脏之寒热，能调六腑之虚实。**

平，治也；调，理也。言针能调治脏腑之疾，有寒则泄之，热则清之，虚则补之，实则泻之。

**拘挛闭塞，遣八邪而去矣；寒热痹痛，开四关而已之。**

拘挛者，筋脉之拘束。闭塞者，气血之不通。八邪者，所以候八风虚邪，言疾有挛闭，必驱散八风之邪也。寒者，身作颤而发寒也。热者，身作潮而发热也。四关者六脏，六脏有十二原，出于四关，太冲、合谷是也。故太乙移宫之日，主八风之邪，令人寒热疼痛，若能开四关者，两手两足，刺之而已。立春一日起艮，名曰天留宫，风从东北来为顺令；春分一日起震，名曰仓门宫，风从正东来为顺令；立夏一日起巽，名曰阴洛宫，风从东南来为顺令；夏至一日起离，名曰上天宫，风从正南来为顺令；立秋一日起坤，名曰玄委宫，风从西南来为顺令；秋分一日起兑，名曰仓果宫，风从正西来为顺令；立冬一日起乾，名曰新洛宫，风从西北来为顺令；冬至一日起坎，名曰叶蛰宫，风从正北来为顺令。其风着人爽神气，去沉疴。背逆谓之恶风毒气，吹形骸即病，名曰时气留伏。流入肌骨脏腑，虽不即患，后因风寒暑湿之重感，内缘饥饱劳欲之染着，发患曰内外两感之痼疾，非刺针以调经络，汤液引其荣卫，不能已也。中宫名曰招摇宫，共九宫焉。此八风之邪，得其正令则人无疾，逆之则有病也。

**凡刺者，使本神朝而后入；既刺也，使本神定而气随。神不朝而勿刺，神已定而可施。**

凡用针者，必使患者精神已朝，而后方可入针，既针之，必使患者精神才定，而后施针行气。若气不朝，其针为轻滑，不知疼痛，如插豆腐者，莫与进之，必使之候。如神气既至，针自紧涩，可与依法察虚实而施之。

**定脚处，取气血为主意；**

言欲下针之时，必取阴阳气血多少为主，详见上文。

**下手处，认水木是根基。**

下手，亦言用针也。水者母也，木者子也，是水能生木也。是故济母裨其不足，夺子平其有余，此言用针，必先认子母相生之义。举水木而不及土金火者，省文也。

**天地人三才也，涌泉同璇玑、百会。**

百会一穴在头，以应乎天；璇玑一穴在胸，以应乎人；涌泉一穴在足心，以应乎地，是谓三才也。

**上中下三部也，大包与天枢、地机。**

大包二穴在乳后，为上部；天枢二穴在脐旁，为中部；地机二穴在足胻，为下部，是谓三部也。

**阳跷、阳维并督带，主肩背腰腿在表之病；**

阳跷脉，起于足跟中，循外踝，上入风池，通足太阳膀胱经，申脉是也。阳维脉者，维持诸阳之会，通手少阳三焦经，外关是也。督脉者，起于下极之腧，并于脊里，上行风府过脑循额，至鼻入龈交，通手太阳小肠经，后溪是也。带脉起于季胁，回身一周，如系带然，通足少阳胆经，临泣是也。言此奇经四脉属阳，主治肩背腰腿在表之病。

**阴跷、阴维、任、冲脉，去心腹胁肋在里之疑**

疑者，疾也。

阴跷脉，亦起于足跟中，循内踝，上行至咽喉，交贯冲脉，通足少阴肾经，照海是也。阴维脉者，维持诸阴之交，通手厥阴心包络经，内关是也。任脉起于中极之下，循腹上至咽喉，通手太阴肺经，列缺是也。冲脉起于气冲，并足少阴之经，夹脐上行至胸中而散，通足太阴脾经，公孙是也。言此奇经四脉属阴，能治心腹胁肋在里之疑。

**二陵、二跷、二交，似续而交五大；**

二陵者，阴陵泉、阳陵泉也。二跷者，阴跷、阳跷也；二交者，阴交、阳交也。续，接续也。五大者，五体也。言此六穴，递相交接于两手、两足并头也。

**两间、两商、两井，相依而别两支。**

两间者，二间、三间也。两商者，少商、商阳也。两井者，天井、肩井也。言六穴相依而分别于手之两支也。

**大抵取穴之法，必有分寸，先审自意，次观肉分；**

此言取量穴法，必以男左女右中指与大指相屈如环，取内侧纹两角为一寸，各随长短大小取之，此乃同身之寸。先审病者是何病？属何经？用何穴？审于我意；次察病者瘦肥长短、大小肉分、骨节发际之间，量度以取之。

**或伸屈而得之，或平直而安定。**

伸屈者，如取环跳之穴，必须伸下足、屈上足以取之，乃得其穴。平直者，或平卧而取之，或正坐而取之，或正立而取之，自然安定，如承浆在唇下宛宛中之类也。

**在阳部筋骨之侧，陷下为真；在阴分郄腘之间，动脉相应。**

阳部者，诸阳之经也，如合谷、三里、阳陵泉等穴，必取夹骨侧指陷中为真也。阴分者，诸阴之经也，如手心、脚内、肚腹等穴，必以筋骨郄腘动脉应指，乃为真穴也。

**取五穴用一穴而必端，取三经用一经而可正。**

此言取穴之法，必须点取五穴之中，而用一穴，则可为端的矣。若用一经，必须取三经而正一经之是非矣。

**头部与肩部详分，督脉与任脉易定。**

头部与肩部，则穴繁多，但医者以自意详审，大小肥瘦而分之。督、任二脉，直行背腹中，而有分寸，则易定也。

**明标与本，论刺深刺浅之经；**

标本者，非止一端也，有六经之标本，有天地阴阳之标本，有传病之标本。以人身论之，则外为标，内为本；阳为标，阴为本；腑阳为标，脏阴为本；脏腑在内为本，经络在外为标也。六经之标本者，足太阳之本，在足跟上五寸，标在目；足少阳之本在窍阴，标在耳之类是也。更有人身之脏腑、阳气阴血、经络，各有标本。以病论之，先受病为本，后传流为标。凡治病者，先治其本，后治其标，余症皆除矣。谓如先生轻病，后滋生重病，亦先治其轻病也。若有中满，无问标本，先治中满为急。若中满，大小便不利，亦无标本，先利大小便，治中满尤急也。除此三者之外，皆治其本，不可不慎也。从前来者实邪，从后来者虚邪，此子能令母实，母能令子虚也。治法虚则补其母，实则泻其子，假令肝受心之邪，是从前来者，为实邪也，当泻其火；然直泻火，十二经络中，各有金、木、水、火、土也。当木之本，分其火也。故《标本论》云：本而标之，先治其本，后治其标。既肝受火之邪，先于肝经五穴，泻荥火行间也。以药论，入肝经药为引，用泻心药为君也。是治实邪病矣。又假令肝受肾邪，是为从后来者，为虚邪，当补其母，故《标本论》云：标而本之，先治其标，后治其本。肝木既受水邪，当先于肾经涌泉穴补木，是先治其标，后于肝经曲泉穴泻水，是后治其本。此先治其标者，推其至理，亦是先治其本也。以药论之，入肾经药为引，用补肝经药为君，是也。以得病之日为本，传病之日为标，亦是。

**住痛移疼，取相交相贯之径；**

此言用针之法，有住痛移疼之功者也。先以针左行左转，而得九数，复以针右行右转，而得六数，此乃阴阳交贯之道也。经脉亦有交贯，如手太阴肺之列缺，交于阳明之路，足阳明胃之丰隆，走于太阴之迳，此之类也。

**岂不闻脏腑病，而求门、海、俞、募之微；**

门海者，如章门、气海之类。俞者，五脏六腑之俞也，俱在背部二行。募者，脏腑之募，肺募中府，心募巨阙，肝募期门，脾募章门，肾募京门，胃募中脘，胆募日月，大肠募天枢，小肠募关元，三焦募石门，膀胱募中极。此言五脏六腑之有病，必取此门、海、俞、募之最微妙矣。

**经络滞，而求原、别、交、会之道。**

原者，十二经之原也。别，阳别也。交，阴交也。会，八会也。夫十二原者，胆原丘墟，肝原太冲，小肠原腕骨，心原神门，胃原冲阳，脾原太白，大肠原合谷，肺原太渊，膀胱原京骨，肾原太溪，三焦原阳池，包络原大陵。八会者，血会膈俞，气会膻中，脉会太渊，筋会阳陵泉，骨会大杼，髓会绝骨，脏会章门，腑会中脘也。此言经络血气凝结不通者，必取此原、别、交、会之穴而刺之。

**更穷四根、三结，依标本而刺无不痊；**

根结者，十二经之根结也。《灵枢经》云：太阴根于隐白，结于大包也；少阴根于涌泉，结于廉泉也；厥阴根于大敦，结于玉堂也；太阳根于至阴，结于目也；阳明根于厉兑，结于钳耳也；少阳根于窍阴，结于耳也；手太阳根于少泽，结于天窗、支正也；手少阳根于关冲，结于天牖、外关也；手阳明根于商阳，结于扶突、偏历也。手三阴之经不载，不敢强注。又云：四根者，耳根、鼻根、乳根、脚根也。三结者，胸结、肢结、便结也。此言能究根结之理，依上文标本之法刺之，则疾无不愈也。

**但用八法、五门，分主客而针无不效。**

针之八法，一迎随，二转针，三手指，四针投，五虚实，六动摇，七提按，八呼吸。身之八法，奇经八脉“公孙冲脉胃心胸”八句是也。五门者，天干配合分于五也，甲与己合，乙与庚合之类是也。主客者，公孙主、内关客之类是也。或以井荥输经合为五门，以邪气为宾客，正气为主人。先用八法，必以五门推时取穴，先主后客，而无不效之理。

**八脉始终连八会，本是纪纲；十二经络十二原，是为枢要。**

八脉者，奇经八脉也，督脉、任脉、冲脉、带脉、阴维、阳维、阴跷、阳跷也。八会者，即上文“血会膈俞”等是也。此八穴通八脉起止，连及八会，本是人之纲领也，如网之有纲也。十二经、十五络、十二原已注上文。枢要者，门户之枢纽也，言原出入十二经也。

**一日取六十六穴之法，方见幽微，**

六十六穴者，即子午流注井荥输原经合也。阳干注腑，三十六穴，阴干注脏，三十穴，共成六十六穴，具载五卷子午流注图中。此言经络一日一周于身，历行十二经穴，当此之时，酌取流注之中一穴用之，以见幽微之理。

**一时取一十二经之原，始知要妙。**

十二经原，俱注上文，此言一时之中，当审此日是何经所主，当此之时，该取本日此经之原穴而刺之，则流注之法玄妙始可知矣。

原夫补泻之法，非呼吸而在手指；

此言补泻之法，非但呼吸，而在乎手之指法也。法分十四者，循、扪、提、按、弹、捻搓、盘、推纳、动摇、爪切、进、退、出、摄者是也。法则如斯，巧拙在人，详备《金针赋》内。

速效之功，要交正而识本经。

交正者，如大肠与肺为传送之府，心与小肠为受盛之官，脾与胃为消化之官，肝与胆为清净之位，膀胱合肾，阴阳相通，表里相应也。本经者，受病之经，如心之病，必取小肠之穴兼之，余仿此。言能识本经之病，又要认交经正经之理，则针之功必速矣。故曰：宁失其穴，勿失其经；宁失其时，勿失其气。

交经缪刺，左有病而右畔取；

缪刺者，刺络脉也。右痛而刺左，左痛而刺右，此乃交经缪刺之理也。

泻络远针，头有病而脚上针。

三阳之经，从头下足，故言头有病，必取足穴而刺之。

**巨刺与缪刺各异，**

巨刺者，刺经脉也。痛在于左而右脉病者，则巨刺之，左痛刺右，右痛刺左，中其经也。缪刺者，刺络脉也。身形有痛，九候无病，则缪刺之，右痛刺左，左痛剩右，中其络也。此刺法之相同，但一中经，一中络之异耳。

**微针与妙刺相通。**

微针者，刺之巧也，妙刺者，针之妙也。言二者之相通也。

**观部分而知经络之虚实，**

言针入肉分，以天、人、地三部而进，必察其得气则内外虚实可知矣。又云：察脉之三部，则知何经虚，何经实也。

**视沉浮而辨脏腑之寒温。**

言下针之后，看针气缓急，可决脏腑之寒热也。

**且夫先令针耀，而虑针损；次藏口内，而欲针温。**

言欲下针之时，必先令针光耀，看针莫有损坏；

次将针含于口内，令针温暖与荣卫相接，无相触犯也。

目无外视，手如握虎；心无内慕，如待贵人。

此戒用针之士，贵乎专心诚意，而自重也。令目无他视，手如握虎，恐有伤也；心无他想，如待贵人，恐有责也。

左手重而多按，欲令气散；右手轻而徐入，不痛之因。

下针之时，必先以左手大指爪甲于穴上切之，则令其气散，以右手持针，轻轻徐入，此乃不痛之因也。

空心恐怯，直立侧而多晕。

空心者，未食之前，此言无刺饥人，其气血未定，则令人恐惧；有怕怯之心，或直立，或侧卧，必有眩晕之咎也。

背目沉掐，坐卧平而没昏。

此言欲下针之时，必令患人莫视所针之处，以手爪甲重切其穴，或卧或坐，而无昏闷之患也。

推于十干、十变，知孔穴之开阖；

十干者，甲、乙、丙、丁、戊、己、庚、辛、壬、癸也。十变者，逐日临时之变也。备载《灵龟八法》中，故得时谓之开，失时谓之阖。

**论其五行、五脏，察日时之旺衰。**

五行五脏，俱注上文。此言病于本日时之下，得五行生者旺，受五行克者衰。如心之病，得甲乙之日时者生旺，遇壬癸之日时者克衰，余仿此。

**伏如横弩，应若发机。**

此言用针刺穴，如弩之视正而发牙，取其捷效，如射之中的也。

**阴交阳别而定血晕，阴跷、阳维而下胎衣。**

阴交穴有二，一在脐下一寸，一在足内踝上三寸，名三阴交也，言此二穴，能定妇人之血晕。又言照海、外关二穴，能下产妇之胎衣也。

**痹厥偏枯，迎随俾经络接续；**

痹厥者，四肢厥冷麻痹。偏枯者，中风半身不遂也。言治此症，必须接气通经，更以迎随之法，使血气贯通，经络接续也。

**漏崩带下，温补使气血依归。**

漏崩带下者，女子之疾也。言有此症，必须温针待暖以补之，使荣卫调和而归依也。

静以久留，停针待之。

此言下针之后，必须静而久停之。

必准者，取照海治喉中之闭塞；端的处，用大钟治心内之呆痴。大抵疼痛实泻，痒麻虚补。

此言疼痛者热，宜泻之以凉；痒麻者冷，宜补之以暖。

体重节痛而输居，心下痞满而井主。

输者，十二经中之输。井者，十二经中之井也。

心胀咽痛，针太冲而必除；脾冷胃疼，泻公孙而立愈。胸满腹痛刺内关，胁疼肋痛针飞虎。

飞虎穴即支沟穴，以手于虎口一飞，中指尽处是穴也。

筋挛骨痛而补魂门，体热劳嗽而泻魄户。头风头痛，刺申脉与金门；眼痒眼疼，泻光明于地五；泻阴郄止盗汗，治小儿骨蒸；刺偏历利小便，医大人水蛊。中风环跳而宜刺，虚损天枢而可取。

地五者，即地五会也。

由是午前卯后，太阴生而疾温；离左西南，月朔死而速冷。

此以月生死为期，午前卯后者，辰、巳二时也。当此之时，太阴月之生也。是故月廓空无泻，宜疾温之。离左酉南者，未、申二时也。当此时分，太阴月之死也。是故月廓盈无补，宜速冷之。将一月而比一日也。经云：月生一日一痏，二日二痏，至十五日十五痏，十六日十四痏，十七日十三痏，渐退，至三十日二痏。月望以前谓之生、月望以后谓之死，午前谓之生，午后谓之死也。

循扪弹努，留吸母而坚长；

循者，用针之后，以手上下循之，使血气往来也。扪者，出针之后，以手扪闭其穴，使气不泄也。弹努者，以手轻弹而补虚也。留吸母者，虚则补其母，须待热至之后，留吸而坚长也。

爪下伸提，疾呼子而嘘短。

爪下者，切而下针也。伸提者，施针轻浮豆许曰提。疾呼子者，实则泻其子，务待寒至之后，去之速，而嘘且短矣。

**动退空歇，迎夺右而泻凉；推纳进搓，随济左而补暖。**

动退，以针摇动而退，如气不行，将针伸提而已。空歇，撒手而停针。迎，以针逆而迎；夺，即泻其子也。如心之病，必泻脾子，此言欲泻必施此法。推纳进者，用针推纳而入也。搓者，犹如搓线之状，慢慢转针，勿令太紧。随，以针顺而随之；济，则济其母也。如心之病，必补肝母，此言欲补必用此法也。此乃远刺寒热之法。故凡病热者，先使气至病所，次微微提退豆许，以右旋夺之，得针下寒而止。凡病寒者，先使气至病所，次徐徐进针，以左旋搓撞和之，得针下热而止。

**慎之！大患危疾，色脉不顺而莫针；**

慎之者，戒之也。此言有危笃之疾，必观其形色，更察其脉若相反者，莫与用针，恐劳而无功，反获罪也。

**寒热风阴，饥饱醉劳而切忌。**

此言无针大寒、大热、大风、大阴雨，大饥、大饱、大醉、大劳，凡此之类，决不可用针，实大忌也。

望不补而晦不泻，弦不夺而朔不济；

望，每月十五日也。晦，每月三十日也。弦有上、下弦，上弦或初七、或初八，下弦或二十二、二十三也。朔，每月初一日也。凡值此日，不可用针施法也。如暴急之疾，则不拘矣。

精其心而穷其法，无灸艾而坏其皮；

此言灸也，勉医者宜专心究其穴法，无误于着艾之功，庶免于犯于禁忌，而坏人之皮肉矣。

正其理而求其原，免投针而失其位。

此言针也，勉学者要明其针道之理，察病之原，则用针不失其所也。

避灸处而加四肢，四十有九；禁刺处而除六腧，二十有二。

禁灸之穴四十五，更加四肢之井，共四十九也。禁针之穴二十二，外除六腑之腧也。

抑又闻高皇抱疾未瘥，李氏刺巨阙而后苏；太子暴死为厥，越人针维会而复醒。肩井、曲池，甄权刺臂痛而复射；悬钟、环跳，华佗刺躄足而立行。

秋夫针腰俞而鬼免沉疴，王纂针交俞而妖精立出。取肝俞与命门，使瞽士视秋毫之末；刺少阳与交别，俾聋夫听夏蚋之声。

此引先师用针，有此立效之功，以励学者用心之诚。

嗟夫！去圣逾远，此道渐坠，或不得意而散其学，或愆其能而犯禁忌。愚庸智浅，难契于玄言，至道渊深，得之者有几？偶述斯言，不敢示诸明达者焉，庶几乎童蒙之心启。

## 席弘赋《针灸大全》

凡欲行针须审穴，要明补泻迎随诀。

胸背左右不相同，呼吸阴阳男女别。

气刺两乳求太渊，未应之时泻列缺。

列缺头痛及偏正，重泻太渊无不应。

耳聋气痞听会针，迎香穴泻功如神。

谁如天突治喉风，虚喘须寻三里中。

手连肩脊痛难忍，合谷针时要太冲。

曲池两手不如意，合谷下针宜仔细。
心疼手颤少海间，若要除根觅阴市。
但患伤寒两耳聋，金门听会疾如风。
五般肘痛寻尺泽，太渊针后却收功。
手足上下针三里，食癖气块凭此取。
鸠尾能治五般痫，若下涌泉人不死。
胃中有积刺璇玑，三里功多人不知。
阴陵泉治心胸满，针到承山饮食思。
大杼若连长强寻，小肠气痛即行针。
委中专治腰间痛，脚膝肿时寻至阴。
气滞腰疼不能立，横骨大都宜救急。
气海专能治五淋，更针三里随呼吸。
期门穴主伤寒患，六日过经尤未汗，
但向乳根二肋间，又治妇人生产难。
耳内蝉鸣腰欲折，膝下明存三里穴，
若能补泻五会间，且莫向人容易说。
睛明治眼未效时，合谷光明安可缺。
人中治癫功最高，十三鬼穴不须饶。
水肿水分兼气海，皮内随针气自消。

冷嗽先宜补合谷，却须针泻三阴交。
牙疼腰痛并咽痹，二间阳溪疾怎逃。
更有三间肾俞妙，善除肩背浮风劳。
若针肩井须三里，不刺之时气未调。
最是阳陵泉一穴，膝间疼痛用针烧。
委中腰痛脚挛急，取得其经血自调。
脚痛膝肿针三里，悬钟二陵三阴交，
更向太冲须引气，指头麻木自轻飘。
转筋目眩针鱼腹，承山昆仑立便消。
肚疼须是公孙妙，内关相应必然瘳。
冷风冷痹疾难愈，环跳腰间针与烧。
风府风池寻得到，伤寒百病一时消。
阳明二日寻风府，呕吐还须上脘疗。
妇人心痛心俞穴，男子痃癖三里高。
小便不禁关元好，大便闭涩大敦烧。
髋骨腿疼三里泻，复溜气滞便离腰。
从来风府最难针，却用工夫度浅深，
倘若膀胱气未散，更宜三里穴中寻。
若是七疝小腹痛，照海阴交曲泉针。

又不应时求气海，关元同泻效如神。
小肠气撮痛连脐，速泻阴交莫在迟，
良久涌泉针取气，此中玄妙少人知。
小儿脱肛患多时，先灸百会次鸠尾。
久患伤寒肩背痛，但针中渚得其宜。
肩上痛连脐不休，手中三里便须求，
下针麻重即须泻，得气之时不用留。
腰连胯痛急必大，便于三里攻其隘。
下针一泻三补之，气上攻噎只管在，
噎不住时气海灸，定泻一时立便瘥。
补自卯南转针高，泻从卯北莫辞劳，
逼针泻气令须吸，若补随呼气自调。
左右捻针寻子午，抽针行气自迢迢，
用针补泻分明说，更用搜穷本与标。
咽喉最急先百会，太冲照海及阴交。
学者潜心宜熟读，席弘治病名最高。

## 金针赋杨氏注解

观夫针道，捷法最奇，须要明于补泻，方可起于倾危。先分病之上下，次定穴之高低。头有病而足取之，左有病而右取之。男子之气，早在上而晚在下，取之必明其理；女子之气，早在下而晚在上，用之必识其时。午前为早属阳，午后为晚属阴，男女上下，凭腰分之。手足三阳，手走头而头走足；手足三阴，足走腹而胸走手。阴升阳降，出入之机。逆之者为泻、为迎，顺之者为补、为随。春夏刺浅者以瘦，秋冬刺深者以肥。更观元气厚薄，浅深之刺犹宜。

经曰：荣气行于脉中，周身五十度，无分昼夜，至平旦与卫气会于手太阴。卫气行于脉外，昼行阳二十五度，夜行阴二十五度，平旦与荣气会于手太阴。是则卫气之行，但分昼夜，未闻分上下，男女脏腑经络，气血往来，未尝不同也。今分早晚何所据依？但此赋今人所尚，故录此以参其见。

原夫补泻之法，妙在呼吸手指。男子者，大指进前左转呼之为补，退后右转吸之为泻，提针为热，插针为寒。女子者，大指退后右转吸之为补，进前左转呼之为泻，插针为热，提针为寒。左与右各异，胸与背不同，午前者如此，午后者反之。是故爪而切之，下针之法；摇而退之，出针之法；动而进之，催针之法；循而摄之，行气之法。搓而去病，弹则补虚，肚腹盘旋，扪为穴闭。重沉豆许曰按，轻浮豆许曰提。一十四法，针要所备。补者一退三飞，真气自归；泻者一飞三退，邪气自避。补则补其不足，泻则泻其有余。有余者为肿为痛曰实，不足者为痒为麻曰虚。气速效速，气迟效迟，死生贵贱针下皆知，贱者硬而贵者脆。生者涩而死者虚，候之不至，必死无疑。

此一段手法，详注四卷。

且夫下针之先，须爪按重而切之，次令咳嗽一声，随咳下针。凡补者呼气，初针刺至皮内，乃曰天才；少停进针，刺入肉内，是曰人才；又停进针，刺至筋骨之间，名曰地才。此为极处，就当补之，再停良久，却须退针至人之分，待气沉紧，倒针朝病，进退往来，飞经走气，尽在其中矣。凡泻者吸气，初针至天，少停进针，直至于地，得气泻之，再停良久，即须退针，复至于人，待气沉紧，倒针朝病，法同前矣。其或晕针者，神气虚也，以针补之，口鼻气回，热汤与之，略停少顷，依前再施。

如刺肝经之穴，晕，即补肝之合穴，针入即苏，余仿此。或有投针气晕者，即补足三里，或补人中。大抵晕从心生，心不惧怕，晕从何生？如关公刮骨疗毒，而色不变可知。

及夫调气之法，下针至地之后，复人之分，欲气上行，将针右捻；欲气下行，将针左捻；欲补先呼后吸，欲泻先吸后呼。气不至者，以手循摄，以爪切掐，以针摇动，进捻搓弹，直待气至。以龙虎升腾之法，按之在前，使气在后，按之在后，使气在前。运气走至疼痛之所，以纳气之法，扶针直插，复向下纳，使气不回。若关节阻涩，气不过者，以龙虎龟凤通经接气大段之法驱而运之，仍以循摄爪切，无不应矣。此通仙之妙。

龙虎龟风等法，亦注四卷。

况夫出针之法，病势既退，针气微松，病未退者，针气始根，推之不动，转之不移，此为邪气吸拔其针，乃至气真至，不可出之；出之者其病即复，再须补泻，停以待之，直候微松，方可出针豆许，摇而停之。补者吸之去疾，其穴急扪；泻者呼之去徐，其穴不闭。欲令凑密，然后吸气，故曰：下针贵迟，太急伤血；出针贵缓，太急伤气。以上总要，于斯尽矣。

《医经小学》云：出针不可猛出。必须作三四次，徐转出之则无血，若猛出必见血也。《素问》补遗篇注云：动气至而即出针，此猛出也。然与此不同。大抵经络有凝血，欲大泻者当猛出。若寻常补泻，当依此可也。亦不可不辨。

考夫治病，其法有八：一曰烧山火，治顽麻冷痹，先浅后深，凡九阳而三进三退，慢提紧按，热至，紧闭插针，除寒之有准。二曰透天凉，治肌热骨蒸，先深后浅，用六阴而三出三入，紧提慢按，徐徐举针，退热之可凭。皆细细搓之，去病准绳。

三曰阳中隐阴，先寒后热，浅而深，以九六之法，则先补后泻也。四曰阴中隐阳，先热后寒，深而浅，以六九之方，则先泻后补也。补者直须热至，泻者务待寒侵，犹如搓线，慢慢转针，法浅则用浅，法深则用深，二者不可兼而紊之也。五曰子午捣臼，水蛊膈气，落穴之后，调气均匀，针行上下，九入六出，左右转之，千遭自平。六曰进气之诀，腰背肘膝痛，浑身走注疼，刺九分，行九补，卧针五七吸，待上行，亦可龙虎交战，左捻九而右捻六，是亦住痛之针。七曰留气之交，痃癖癥瘕，刺七分，用纯阳，然后乃直插针，气来深刺，提针再停。八曰抽添之诀，瘫痪疮癞，取其要穴，使九阳得气，提按搜寻，大要运气周遍，扶针直插，复向下纳，回阳倒阴，指下玄微，胸中活法，一有未应，反复再施。

若夫过关过节催运气，以飞经走气，其法有四：一曰青龙摆尾，如扶船舵，不进不退，一左一右，慢慢拨动。二曰白虎摇头，似手摇铃，退方进圆，兼之左右，摇而振之。三曰苍龟探穴，如入土之象，一退三进，钻剔四方。四曰赤风迎源，展翅之仪，入针至地，提针至天，候针自摇，复进其元，上下左右，四围飞旋，病在上吸而退之，病在下呼而进之。

以上手法，乃大略也。其始末当参考四卷。

至夫久患偏枯，通经接气之法，有定息寸数。手足三阳，上九而下十四，过经四寸，手足三阴，上七而下十二，过经五寸，在乎摇动出纳，呼吸同法，驱运气血，顷刻周流，上下通接，可使寒者暖而热者凉，痛者止而胀者消。若开渠之决水，立时见功，何倾危之不起哉？虽然，病有三因，皆从气血，针分八法，不离阴阳。盖经脉昼夜之循环，呼吸往来之不息，和则身体康健，否则疾病竞生。譬如天下国家地方，山海田园，江河溪谷，值岁时风雨均调，则水道疏利，民物安阜。其或一方一所，风雨不均，遭以旱涝，使水道涌竭不通，灾忧遂至。人之气血，受病三因，亦犹方所之于旱涝也。盖针砭所以通经脉，均气血，蠲邪扶正，故曰捷法最奇者哉。

嗟夫！轩岐古远，卢扁久亡，此道幽深，非一言而可尽，斯文细密，在久习而能通。岂世上之常辞，庸流之泛术，得之者若科之及第，而悦于心；用之者如射之发中，而应于目。述自先圣，传之后学，用针之士，有志于斯，果能洞造玄微，而尽其精妙，则世之伏枕之疴，有缘者遇针，其病皆随手而愈矣。

## 玉龙赋《聚英》

夫参博以为要，辑简而舍烦，总《玉龙》以成赋，信金针以获安。原夫卒暴中风，顶门、百会；脚气连延，里、绝、三交。头风鼻渊，上星可用；耳聋腮肿，听会偏高。攒竹、头维，治目疼头痛；乳根、俞府，疗嗽气痰哮。风市、阴市，驱腿脚之乏力；阴陵、阳陵，除膝肿之难熬。二白医痔漏，间使剿疟疾；大敦去疝气，膏肓补虚劳。天井治瘰疬瘾诊，神门治呆痴笑咷。

咳嗽风痰，太渊、列缺宜刺；尪羸喘促，璇玑、气海当知。期门、大敦，能治竖痃疝气；劳宫、大陵，可疗心闷疮痍。心悸虚烦刺三里，时疫痎疟寻后溪。绝骨、三里、阴交，脚气宜此；睛明、太阳、鱼尾，目症凭兹。老者便多，命门兼肾俞而着艾；妇人乳肿，少泽与太阳之可推。身柱蠲嗽，能除膂痛；至阳却疸，善治神疲。长强、承山，灸痔最妙；丰隆、肺俞，痰嗽称奇。

风门主伤冒寒邪之嗽，天枢理感患脾泄之危。风池、绝骨，而疗乎伛偻；人中、曲池，可治其痿伛。期门刺伤寒未解，经不再传；鸠尾针癫痫已发，慎其妄施。阴交、水分、三里，蛊胀宜刺；商丘、解溪、丘墟，脚痛堪追。尺泽理筋急之不辛，腕骨疗手腕之难移。

肩脊痛兮，五枢兼于背缝；肘挛疼兮，尺泽合于曲池。风湿传于两肩，肩髃可疗；壅热盛乎三焦，关冲最宜。手臂红肿，中渚、液门要辨；脾虚黄疸，腕骨、中脘何疑。伤寒无汗，攻复溜宜泻；伤寒有汗，取合谷当随。

欲调饱满之气逆，三里可胜；要起六脉之沉匿，复溜称神。照海、支沟，通大便之秘；内庭、临泣，理小腹之膜。

天突、膻中医喘嗽，地仓、颊车疗口㖞。迎香攻鼻窒为最，肩井除臂痛如拿。二间治牙疼，中魁理翻胃而即愈；百劳止虚汗，通里疗心惊而即瘥。

大小骨空，治眼烂能止冷泪；左右太阳，医目疼善除血翳。心俞、肾俞，治腰肾虚乏之梦遗；人中、委中，除腰脊痛闪之难制。太溪、昆仑、申脉，最疗足肿之迍；涌泉、关元、丰隆，为治尸劳之例。

印堂治其惊搐，神庭理乎头风。大陵、人中频泻，口气全除；带脉、关元多灸，肾败堪攻。腿脚重疼，针髋骨、膝关、膝眼；行步艰楚，刺三里、中封、太冲。取内关于照海，医腹疾之块；搐迎香于鼻内，消眼热之红。肚痛秘结，大陵合外关于支沟；腿风湿痛，居髎兼环跳于委中。上脘、中脘，治九种之心痛；赤带白带，求中极之异同。

又若心虚热壅，少冲明于济夺；目昏血溢，肝俞辨其实虚。当心传之玄要，究手法之疾徐。或值挫闪疼痛之不足，此为难拟定穴之可祛，辑管见以便诵读，幸高明而无哂诸。

此赋总辑《玉龙歌》要旨尔，歌见三卷。

## 通玄指要赋杨氏注解

必欲治病，莫如用针。

夫治病之法，有针灸，有药饵，然药饵或出于幽远之方，有时缺少，而又有新陈之不等，真伪之不同，其何以奏肤功，起沉疴也？惟精于针，可以随身带用，以备缓急。

巧运神机之妙，

巧者，功之善也。运者，变之理也。神者，望而知之。机者，事之微也。妙者，治之应也。

工开圣理之深。

工者，治病之体。圣者，妙用之端。故《难经》云：问而知之谓之工，闻而知之谓之圣。夫医者意也，默识心通，贯融神会，外感内伤，自然觉悟，岂不谓圣理之深也。

外取砭针，能蠲邪而扶正；

砭针者，砭石是也。此针出东海，中有一山，名曰高峰，其山有石，形如玉簪，生自圆长，磨之有锋尖，可以为针，治病疗邪无不愈。

**中含水火，善回阳而倒阴。**

水火者，寒热也。惟针之中，有寒热补泻之法，是进退水火之功也，回阳者，谓阳盛则极热，故泻其邪气，其病自得清凉矣。倒阴者，谓阴盛则极寒，故补其虚寒，其病自得温和矣。此回阳倒阴之理，补泻盛衰之功。

**原夫络别支殊，**

别者，辨也。支者，络之分派也。《素问》云：络穴有一十五，于十二经中每经各有一络。外有三络：阳跷络在足太阳经，阴跷络在足少阴经，脾之大络在足太阴经。此是十五络也，各有支殊之处，有积络，有浮络，故言络别支殊。

**经交错综，**

交经者，十二经也。错者，交错也。综者，总聚也。言足厥阴肝经，交出足太阴脾经之后，足太阴脾经，交出厥阴肝经之前。此是经络交错，总聚之理也。

**或沟池溪谷以岐异，**

岐者，路也。其脉穴之中，有呼为沟、池、溪、谷之名者，如岐路之各异也。若水沟、风池、后溪、合谷之类是也。一云《铜人经》乃分四穴：沟者水沟穴，池者天池穴，溪者太溪穴，谷者阳谷穴。所谓四穴同治，而分三路，皆皈于一原。

**或山海丘陵而隙共。**

隙者，孔穴。或取山、海、丘、陵而为名者，其孔穴之同共也。如承山、照海、商丘、阴陵之类是也。一云《铜人经》亦分四穴：山者承山穴，海者气海穴，丘者丘墟穴，陵者阴陵穴。四经相应，包含万化之众也。

**斯流派以难揆，在条纲而有统。**

此言经络贯通，如水流之分派，虽然难以揆度，在条目纲领之提挈，亦有统绪也。故书云纲有条而不紊。一云经言：井荥输原经合，甲日起甲戌时，乃胆受病，窍阴所出为井金，侠溪所溜为荥水，临泣所注为输木，丘墟所过为原，阳辅所行为经火，阳陵泉所入为合土。凡此流注之道，须看日脚，阴日刺五穴，阳日刺六穴。

**理繁而昧，纵补泻以何功。**

盖圣人立意，垂法于后世，使其自晓也。若心无主持，则义理繁乱，而不能明解，纵依补泻之法，亦有何效？或云：假如小肠实则泻小海，虚则补后溪；大肠实则泻二间；虚则补曲池；胆实则泻阳辅，虚则补侠溪，此之谓也。中工治病已成之后，惟不知此理，不明虚实，妄投针药，此乃医之误也。

**法捷而明，自迎随而得用。**

夫用针之法，要在识其通变，捷而能明，自然于迎随之间，而得施为之妙也。

**且如行步难移，太冲最奇。人中除脊膂之强痛，神门去心性之呆痴。风伤项急，始求于风府；头晕目眩，要觅于风池。耳闭须听会而治也，眼痛则合谷以推之。胸结身黄，取涌泉而即可；脑昏目赤，泻攒竹以便宜。但见两肘之拘挛，仗曲池而平扫；四肢之懈惰，凭照海以消除。牙齿痛，吕细堪治；头项强，承浆可保。太白宣通于气冲**太白脾家真土也，能生肺金，阴陵开通于水道阴陵泉，真水也，滋济万物。腹膨而胀，夺内庭兮休迟；筋转而疼，泻承山而在早。大抵脚腕痛，昆仑解愈；股膝疼，阴市能医。痫发癫狂兮，凭后溪而疗理；疟生寒热兮，仗间使以扶持。期门罢胸满血膨而可已，劳宫退胃翻心痛亦何疑！

稽夫大敦去七疝之偏坠，王公谓此；三里却五劳之羸瘦，华佗言斯。固知腕骨祛黄，然骨泻肾，行间治膝肿目疾，尺泽去肘疼筋紧。目昏不见，二间宜取；鼻窒无闻，迎香可引。肩井除两臂难任，丝竹疗头疼不忍。咳嗽寒痰，列缺堪治；眵䁾冷泪，临泣尤准头临泣穴。

髋骨将腿痛以祛残，

髋骨二穴，在委中上三寸，髀枢中，垂手取之。治腿足疼痛，针三分。一云：胯骨在膝髌上一寸，两筋空处是穴，刺入五分，先补后泻，其病自除。此即梁丘穴也，更治乳痈。

按此两解，俱与经外奇穴不同，并存，以俟知者。

肾俞把腰疼而泻尽。

以见越人治尸厥于维会，随手而苏；

维会二穴，在足外踝上三寸，内应足少阳胆经。尸厥者，卒丧之症，其病口噤气绝，状如死，不识人。昔越人过虢，虢太子死未半日，越人诊太子脉曰：太子之病为尸厥也。脉乱故形如死，太子实未死也。乃使弟子子阳，礳针砥石，以取外三阳五会，有间，太子苏，二旬而复。故天下尽以扁鹊能生死人。鹊闻之曰：此自当生者，吾能使之生耳。又云：乃玉泉穴，在脐下四寸是穴，手之三阳脉维于玉泉，是足三阳脉会。治卒中尸厥，恍惚不省人事，血淋下瘕，小便赤涩，失精梦遗，脐腹疼痛，结如盆杯，男子阳气虚惫，疝气水肿，奔豚抢心，气急而喘。经云太子尸厥，越人刺维会而复苏。此即玉泉穴，真起死回生奇术。妇人血气癥瘕坚积，脐下冷痛，子宫断绪，四度刺有孕，使胞和暖。或产后恶露不止，月事不调，血结成块，尽能治之。针八分，留五呼，得气即泻，更宜多灸为妙。

文伯泻死胎于阴交，应针而陨。

灸三壮，针三分。昔宋太子善医术，出苑游，逢一怀娠女人，太子诊之曰：是一女子。令徐文伯诊之，文伯曰：是一男一女。太子性暴，欲剖腹视之。文伯止曰：臣请针之。于是泻足三阴交，补手阳明合谷，其胎应针而落。果如文伯之言。故今言妊妇不可针此穴。昔文伯见一妇人临产症危，视之，乃子死在腹中，刺足三阴交二穴，又泻足太冲二穴，其子随手而下。此说与《铜人》之文又不相同。

圣人于是察麻与虚。分实与虚。

虽云诸疼痛皆以为实，诸痒麻皆以为虚，此大略也，未尽其善。其中有丰肥坚而得其疼痛之疾者；亦有虚羸气弱，而感其疼痛之病者。非执而断之，仍要推其病之原，别其内外之感，然后真知其虚实也。实者泻之，虚者补之。

实则自外而入也，虚则自内而出欤！

夫冒风寒，中暑湿，此四时者或因一时所感而受病者，谓实邪，此疾盖是自外而入于内也。多忧虑，少心血，因内伤而致病者，谓虚邪，此疾盖是自内而出于外也。此分虚实内外之理也。一云：夫疗病之法，全在识见，痒麻为虚，虚当补其母；疼痛为实，实当泻其子。且如肝实，泻行间二穴，火乃肝木之子；肝虚，补曲泉二穴，水乃肝木之母。胃实，泻厉兑二穴，金乃胃土之子；胃虚，补解溪二穴，火乃胃土之母。三焦实，泻天井二穴；三焦虚，补中渚二穴。膀胱实，泻束骨二穴；膀胱虚，补至阴二穴。故经云：虚羸痒麻，气弱者补之；丰肥坚硬，疼痛肿满者泻之。凡刺之要，只就本经取井荥输原经合，行子母补泻之法，乃为枢要。深知血气往来多少之道，取穴之法，各明其部分，即依本经而刺，无不效也。

**故济母而裨其不足，夺子而平其有余。**

裨者，补也，济母者，盖补其不足也。夺子者，夺去其有余也。此补母泻子之法，按补泻，经云：只非刺一经而已。假令肝木之病，实则泻心火之子，虚则补肾水之母，其肝经自得安矣。五脏仿此。一云：虚当补其母，实当泻其子。故知肝胜脾，肝有病必传与脾，圣人治未病，当先实脾，使不受肝之贼邪，子母不许相传，大概当实其母，正气以增，邪气必去。气血往来，无偏伤，伤则疴疾峰起矣。

**观二十六之经络，一一明辨；**

经者，十二经也。络者，十五络也。共计二十七之经络相随，上下流行。观之者，一一明辨也。

**据四百四之疾症，件件皆除。**

岐伯云：凡人禀乾坤而立身，随阴阳而造化，按八节而荣，顺四时而易，调神养气，习性咽津，故得安和，四大舒缓。或一脉不调，则众疾俱动，四大不和，百病皆生。凡人之一身，总计四百四病，不能一一具载，然变症虽多，但依经用法，件件皆除也。

**故得夭枉都无，跻斯民于寿域；**

跻者，登也。夭者，短也。枉者，误伤其命也。夫医之道，若能明此用针之理，除疼痛迅若手拈，破郁结涣如冰释。既得如此之妙，自此之后，并无夭枉之病，故斯民皆使登长寿之域矣。

**几微已判，彰往古之玄书。**

几微者，奥妙之理也。判，开也。彰，明也。

玄，妙也。令奥妙之理，已焕然明著于前，使后学易晓。

抑又闻心胸病，求掌后之大陵；肩背患，责肘前之三里。冷痹肾败，取足阳明之土；连脐腹痛，泻足少阴之水。脊间心后者，针中渚而立痊；胁下肋边者，刺阳陵而即止。头项痛，拟后溪以安然；腰脚疼，在委中而已矣。夫用针之士，于此理苟能明焉，收祛邪之功，而在乎捻指。

夫用针之士，先要明其针法，次知形气所在，经络左右所起，血气所行，逆顺所会，补虚泻实之法，去邪安正之道，方能除疼痛于目前，疗疾病于指下也。

## 灵光赋《针灸大全》

黄帝岐伯针灸诀，依他经里分明说。

三阴三阳十二经，更有两经分八脉，

灵光典注极幽深，偏正头疼泻列缺。

睛明治眼努肉攀，耳聋气闭听会间。

两鼻鼽衄针禾髎，鼻窒不闻迎香间。
治气上壅足三里，天突宛中治喘痰。
心疼手颤针少海，少泽应除心下寒。
两足拘挛觅阴市，五般腰痛委中安。
脾俞不动泻丘墟，复溜治肿如神医。
犊鼻治疗风邪疼，住喘却痛昆仑愈。
后跟痛在仆参求，承山筋转并久痔。
足掌下去寻涌泉，此法千金莫妄传，
此穴多治妇人疾，男蛊女孕两病痊。
百会鸠尾治痢疾，大小肠俞大小便。
气海血海疗五淋，中脘下脘治腹坚。
伤寒过经期门愈，气刺两乳求太渊。
大敦二穴主偏坠，水沟间使治邪癫。
吐血定喘补尺泽，地仓能止两流涎。
劳宫医得身劳倦，水肿水分灸即安。
五指不伸中渚取，颊车可灸牙齿愈。
阴跷阳跷两踝边，脚气四穴先寻取，
阴阳陵泉亦主之，阴跷阳跷与三里。
诸穴一般治脚气，在腰玄机宜正取。

膏肓岂止治百病，灸得玄切病须愈。
针灸一穴数病除，学者尤宜加仔细。
悟得明师流注法，头目有病针四肢。
针有补泻明呼吸，穴应五行顺四时。
悟得人身中造化，此歌依旧是筌蹄。

## 兰江赋 杨氏集

担截之中数几何？有担有截起沉病。
我今咏此兰江赋，何用三车五辐歌。
先将此法为定例，流注之中分次第。
胸中之病内关担，脐下公孙用法拦。
头部须还寻列缺，痰涎壅塞及咽干。
噤口咽风针照海，三棱出血刻时安。
伤寒在表并头痛，外关泻动自然安。
眼目之症诸疾苦，更须临泣用针担。
后溪专治督脉病，癫狂此穴治还轻，
申脉能除寒与热，头风偏正及心惊。
耳鸣鼻衄胸中满，好把金针此穴寻。

但遇痒麻虚即补，如逢疼痛泻而迎。
更有伤寒真妙诀，三阴须要刺阳经。
无汗更将合谷补，复溜穴泻好施针。
倘若汗多流不绝，合谷收补效如神。
四日太阴宜细辨，公孙照海一同行，
再用内关施绝法，七日期门妙用针。
但治伤寒皆用泻，要知《素问》坦然明。
流注之中分造化，常将水火土金平。
水数亏兮宜补肺，水之泛滥土能平。
春夏井荥刺宜浅，秋冬经合更宜深。
天地四时同此类，三才常用记心胸，
天地人部次第入，仍调各部一般匀。
夫弱妇强亦有克，妇弱夫强亦有刑，
皆在本经担与截，泻南补北亦须明。
经络明时知造化，不得师传枉费心。
不遇至人应莫度，天宝岂可付非人。
按定气血病人呼，撞搓数十把针扶。
战退摇起向上使，气自流行病自无。

## 流注指微赋窦氏

疾居荣卫，扶救者针，观虚实于肥瘦，辨四时之浅深。是见取穴之法，但分阴阳而溪谷；迎随逆顺，须晓气血而升沉。

原夫《指微论》中，赜义成赋，知本时之气开，说经络之流注，每披文而参其法，篇篇之旨审存。复按经而察其言，字字之功明谕。疑隐皆知，虚实总附。移疼住痛如有神，针下获安；暴疾沉疴至危笃，刺之勿误。

详夫阴日血引，值阳气留，口温针阳日气引，逢阴血暖，牢濡深求。诸经十二作数，络脉十五为周；阴俞六十脏主，阳穴七二腑收。刺阳经者，可卧针而取；夺血络者，先俾指而柔。逆为迎而顺为随，呼则泻而吸则补。浅恙新病，用针之因，淹疾延患，着灸之由。躁烦药饵而难拯，必取八会；痈肿奇经而畜邪，歼馘砭瘳。

况夫甲胆乙肝，丁火壬水，生我者号母，我生者名子。春井夏荥乃邪在，秋经冬合方刺矣。犯禁忌而病复，用日衰而难已。孙络在于肉分，血行出于支里。闷昏针晕，经虚补络须然；痛实痒虚，泻子随母要指。

想夫先贤迅效，无出于针；今人愈疾，岂难于医。徐文伯泻孕于苑内，斯由甚速；范九思疗咽于江夏，闻见言稀。

大抵古今遗迹，后世皆师，王纂针魅而立康，獭从被出，秋夫疗鬼而获效，魂免伤悲。既而感指幽微，用针真诀。孔窍详于筋骨肉分，刺要察于久新寒热。接气通经，短长依法，里外之绝，羸盈必别。勿刺大劳，使人气乱而神隳；慎妄呼吸，防他针昏而闭血。又以常寻古义，由有藏机。遇高贤真趣，则超然得悟；逢达人示教，则表我扶危。男女气脉，行分时合度，养子时刻，注穴须依。

今详定疗病之宜，神针法式；广搜难素之秘密文辞，深考诸家之肘函妙臆。故称庐江流注之指微，以为后学之模规。

# 卷之三

## 五运主病歌《医经小学》

诸风掉眩乃肝木，痛痒疮疡心火属，
湿肿满本脾土经，气贲郁痿肺金伏，
寒之收引肾水乡，五运主病枢要目。

## 六气为病歌

诸暴强直支痛，里急筋缩臑戾，
本足肝胆二经，厥阴风木之气。
诸病喘呕及吐酸，暴注下迫转筋难，
小便浑浊血溢泄，瘤气结核疡疹斑，
痈疽吐下霍乱症，瞀郁肿胀鼻塞干，
鼽衄淋秘身发热，恶寒战栗惊惑间。
笑悲谵妄衄衊污，腹胀鼓之有声和，
少阴君火手二经，真心小肠气之过。

痉与强直积饮𤺥，霍乱中满诸膈痞，
体重吐下胕肿痿，肉如泥之按不起。
太阴湿土二足经，脾与从中胃之气。
诸热督瘛筋惕惕，悸动搐搦瘛疭极，
暴喑冒昧躁扰狂，骂詈惊骇气上逆，
胕肿疼酸嚏呕疮，喉痹耳鸣聋欲闭，
呕痛溢食下不能，目昧不明瞤瘛翳。
或禁栗之如丧神，暴病暴死暴注利。
少阳相火手二经，心包络与三焦气。
诸涩枯涸闭，　　干劲揭皴起，
阳明之燥金，　　肺与大肠气。
上下水液出澄冷，癥瘕㿗疝坚痞病，
腹满急痛痢白清，食已不饥吐痢腥。
屈伸不便与厥逆，厥逆禁固太阳经。
肾与膀胱为寒水，阴阳标本六气里。

## 百穴法歌《神应经》

手之太阴经属肺，尺泽肘中约纹是，
列缺侧腕寸有半，经渠寸口陷脉记，
太渊掌后横纹头，鱼际节后散脉里，
少商大指内侧寻，爪甲如韭此为的。

手阳明经属大肠，食指内侧号商阳，
本节前取二间定，本节后勿三间忘，
歧骨陷中寻合谷，阳溪腕中上侧详，
三里曲池下二寸，曲池曲肘外辅当，
肩髃肩端两骨觅，五分夹孔取迎香。

足阳明兮胃之经，头维本神寸五分，
颊车耳下八分是，地仓夹吻四分临，
伏兔阴市上三寸，阴市膝上三寸针。
三里膝下三寸取，上廉里下三寸主，
下廉上廉下三寸，解溪腕上系鞋处，
冲阳陷谷上二寸，陷谷庭后二寸举，

内庭次指外间求，厉兑如韭足次指。

足之太阴经属脾，隐白大指内角宜，
大都节后白肉际，太白后一下一为。
公孙节后一寸得，商丘踝下前取之，
内踝三寸阴交穴，阴陵膝内辅下施。

手少阴兮心之经，少海肘内节后明，
通里掌后才一寸，神门掌后锐骨精。

手太阳兮小肠索，小指之端取少泽，
前谷外侧本节前，后溪节后仍外侧，
腕骨腕前起骨下，阳谷锐下腕中得，
小海肘端去五分，听宫耳珠如菽侧。

太阳膀胱何处看，睛明目眦内角畔，
攒竹两眉头陷中，络却后发四寸半。
肺俞三椎膈俞七，肝俞九椎之下按，
肾俞十四椎下旁，膏肓四五三分算。
委中膝腘约纹中，承山腨下分肉断，
昆仑踝下后五分，金门踝下陷中撰，

申脉踝下筋骨间，可容爪甲慎勿乱。

少阴肾兮安所觅？然谷踝前骨下识，
太溪内踝后五分，照海踝下四分的，
复溜内踝上二寸，向后五分太溪直。

手厥阴兮心包络，曲泽肘内横纹作，
间使掌后三寸求，内关二寸始无错，
大陵掌后两筋间，中冲中指之端度。

手少阳兮三焦论，小次指间名液门，
中渚次指本节后，阳池表腕有穴存，
腕后二寸外关络，支沟腕后三寸闻，
天井肘上一寸许，角孙耳廓开口分，
丝竹眉后陷中按，耳门耳缺非虚文。

足少阳胆取听会，耳前陷中分明揣，
目上入发际五分，临泣之穴于斯在。
目窗泣上寸半存，风池发后际中论，
肩井骨前看寸半，带脉肋下寸八分，
环跳髀枢寻宛宛，风市髀外两筋显，

阳陵膝下一寸求，阳辅踝上四寸远，
绝骨踝上三寸从，丘墟踝前有陷中，
临泣侠溪后寸半，侠溪小次歧骨缝。

厥阴肝经果何处？大敦拇指有毛聚，
行间骨尖动脉中，太冲节后有脉据，
中封一寸内踝前，曲泉纹头两筋著，
章门脐上二寸量，横取六寸看两旁，
期门乳旁一寸半，直下寸半二肋详。

督脉水沟鼻柱下，上星入发一寸者，
百会正在顶之巅，风府后发一寸把，
哑门后发际五分，大椎第一骨上存，
腰俞二十一椎下，请君仔细详经文。

任脉中行正居腹，关元脐下三寸录，
气海脐下一寸半，神阙脐中随所欲，
水分脐上一寸求，中脘脐上四寸取，
膻中两乳中间索，承浆宛宛唇下搜。

## 十二经脉歌《聚英》

手太阴肺中焦生，下络大肠出贲门，
上膈属肺从肺系，系横出腋臑中行。
肘臂寸口上鱼际，大指内侧爪甲根，
支络还从腕后出，接次指属阳明经。
此经多气而少血，是动则病喘与咳，
肺胀膨膨缺盆痛，两手交瞀为臂厥。
所生病者为气嗽，喘渴烦心胸满结。
臑臂之内前廉痛，小便频数掌中热。
气虚肩背痛而寒，气盛亦疼风汗出。
欠伸少气不足息，遗矢无度溺色赤。

阳明之脉手大肠，次指内侧起商阳，
循指上连出合谷，两筋歧骨循臂肪，
入肘外廉循臑外，肩端前廉柱骨旁，
从肩下入缺盆内，络肺下膈属大肠。
支从缺盆直上颈，斜贯颊前下齿当，

环出人中交左右，上夹鼻孔注迎香。
此经气盛血亦盛，是动颤肿并齿痛。
所生病者为鼽衄，目黄口干喉痹生，
大指次指难为用，肩前臑外痛相仍，
气有余兮脉热肿，虚则寒栗病偏增。

胃足阳明交鼻起，下循鼻外下入齿，
还出夹口绕承浆，颐后大迎颊车里，
耳前发际至额颅。支下人迎缺盆底，
下膈入胃络脾宫，直者缺盆下乳内。
一支幽门循腹中，下行直合气冲逢，
遂由髀关抵膝髌，胻跗中指内关同。
一支下膝注三里，前出中指外关通。
一支别走足跗指，大指之端经尽已。
此经多气复多血，是动欠伸面颜黑，
凄凄恶寒畏见人，忽闻木音心惊惕，
登高而歌弃衣走，甚则腹胀仍贲响，
凡此诸疾皆骭厥。所生病者为狂疟，
温淫汗出鼻流血，口㖞唇裂又喉痹，

膝髌疼痛腹胀结，气膺伏兔胻外廉，
足跗中指俱痛彻。有余消谷溺色黄，
不足身前寒振栗，胃房胀满食不消，
气盛身前皆有热。

太阴脾起足大指，上循内侧白肉际，
核骨之后内踝前，上臑循胻经膝里。
股内前廉入腹中，属脾络胃与膈通，
夹喉连舌散舌下，支络从胃注心宫。
此经气盛而血衰，是动其病气所为，
食入即吐胃脘痛，更兼身体痛难移，
腹胀善噫舌本强，得后与气快然衰。
所生病者舌亦痛，体重不食亦如之，
烦心心下仍急痛，泄水溏瘕寒疟随，
不卧强立股膝肿，疸发身黄大指痿。

手少阴脉起心中，下膈直与小肠通。
支者还从肺系走，直上喉咙系目瞳。
直者上肺出腋下，臑后肘内少海从。
臂内后廉抵掌中，锐骨之端注少冲。

多气少血属此经，是动心脾痛难任。
渴欲饮水咽干燥，所生臑痛目如金，
胁臂之内后廉痛，掌中有热向经寻。

手太阳经小肠脉，小指之端起少泽，
循手外廉出踝中，循臂骨出肘内侧，
上循臑外出后廉，直过肩解绕肩胛，
交肩下入缺盆内，向腋络心循咽嗌，
下膈抵胃属小肠。一支缺盆贯颈颊，
至目锐眦却入耳，复从耳前仍上颊，
抵鼻升至目内眦，斜络于颧别络接。
此经少气还多血，是动则病痛咽嗌，
颔下肿兮不可顾，肩如拔兮臑似折。
所生病主肩臑痛，耳聋目黄肿腮颊，
肘臂之外后廉痛，部分犹当细分别。

足太阳经膀胱脉，目内眦上起额尖。
支者巅上至耳角，直者从巅脑后悬。
络脑还出别下项，仍循肩膊夹脊边，
抵腰膂肾膀胱内。一支下与后阴连，

贯臀斜入委中穴。一支膊内左右别，
贯胛夹脊过髀枢，臀内后廉腘中合，
下贯腨内外踝后，京骨之下指外侧。
此经血多气犹少，是动头疼不可当，
项如拔兮腰似折，髀枢痛彻脊中央，
腘如结兮腨如裂，是为踝厥筋乃伤。
所生疟痔小指废，头囟顶痛目色黄，
腰尻腘脚疼连背，泪流鼻衄及癫狂。

足经肾脉属少阴，小指斜趋涌泉心，
然骨之下内踝后，别入跟中腨内侵。
出腘内廉上股内，贯脊属肾膀胱临，
直者属肾贯肝膈，入肺循喉舌本寻。
支者从肺络心内，仍至胸中部分深。
此经多气而少血，是动病饥不欲食，
喘嗽唾血喉中鸣，坐而欲起面如垢，
目视䀮䀮气不足，心悬如饥常惕惕。
所生病者为舌干，口热咽痛气贲逼，
股内后廉并脊疼，心肠烦痛疸而澼，

痿厥嗜卧体怠惰，足下热痛皆肾厥。

手厥阴心主起胸，属包下膈三焦宫。
支者循胸出胁下，胁下连腋三寸同，
仍上抵腋循臑内，太阴少阴两经中，
指透中冲支者别，小指次指络相通。
此经少气原多血，是动则病手心热，
肘臂挛急腋下肿，甚则胸胁支满结。
心中澹澹或大动，善笑目黄面赤色。
所生病者为烦心，心痛掌热病之则。

手经少阳三焦脉，起自小指次指端，
两指歧骨手腕表，上出臂外两骨间，
肘后臑外循肩上，少阳之后交别传，
下入缺盆膻中分，散络心包膈里穿。
支者膻中缺盆上，上项耳后耳角旋，
屈下至颐仍注颊。一支出耳入耳前，
却从上关交曲颊，至目内眦乃尽焉。
此经少血还多气，是动耳鸣喉肿痹。
所生病者汗自出，耳后痛兼目锐眦，

肩臑肘臂外皆疼，小指次指亦如废。

足脉少阳胆之经，始从两目锐眦生。
抵头循角下耳后，脑空风池次第行，
手少阳前至肩上，交少阳右上缺盆。
支者耳后贯耳内，出走耳前锐眦循。
一支锐眦大迎下，合手少阳抵项根，
下加颊车缺盆合，入胸贯膈络肝经。
属胆仍从胁里过，下入气冲毛际萦，
横入髀厌环跳内，直者缺盆下腋膺，
过季胁下髀厌内，出膝外廉是阳陵，
外辅绝骨踝前过，足跗小指次指分。
一支别从大指去，三毛之际接肝经。
此经多气而少血，是动口苦善太息。
心胁疼痛难转移，面尘足热体无泽。
所生头痛连锐眦，缺盆肿痛并两腋，
马刀夹瘿生两旁，汗出振寒痎疟疾，
胸胁髀膝至胫骨，绝骨踝痛及诸节。

厥阴足脉肝所终，大指之端毛际丛，

足跗上廉太冲分，踝前一寸入中封，
上踝交出太阴后，循腘内廉阴股冲，
环绕阴器抵小腹，夹胃属肝络胆逢，
上贯膈里布胁肋，夹喉颃颡目系同，
脉上巅会督脉出。支者还生目系中，
下络颊里环唇内，支者便从膈肺通。
此经血多气少焉，是动腰疼俯仰难，
男疝女人小腹肿，面尘脱色及咽干。
所生病者为胸满，呕吐洞泄小便难，
或时遗溺并狐疝，临症还须仔细看。

## 玉龙歌杨氏注解

扁鹊授我玉龙歌，玉龙一试绝沉疴，
玉龙之歌真罕得，流传千载无差讹。
我今歌此玉龙诀，玉龙一百二十穴，
看者行针殊妙绝，但恐时人自差别。
补泻分明指下施，金针一刺显明医，
伛者立伸偻者起，从此名扬天下知。

凡患伛者，补曲池，泻人中；患偻者，补风池，泻绝骨。

中风不语最难医，发际顶门穴要知，
更向百会明补泻，即时苏醒免灾危。

顶门即囟会也，禁针，灸五壮。百会先补后泻，灸七壮，艾如麦大。

鼻流清涕名鼻渊，先泻后补疾可痊，
若是头风并眼痛，上星穴内刺无偏。

上星穴，流涕并不闻香臭者，泻；俱得气，补。

头风呕吐眼昏花，穴取神庭始不差，
孩子慢惊何可治，印堂刺入艾还加。

神庭入三分，先补后泻；印堂入一分，沿皮透左右攒竹，大哭效，不哭难。急惊泻，慢惊补。

头项强痛难回顾，牙疼并作一般看，
先向承浆明补泻，后针风府即时安。

承浆宜泻，风府针不可深。

偏正头风痛难医，丝竹金针亦可施，
沿皮向后透率谷，一针两穴世间稀。
偏正头风有两般，有无痰饮细推观，

若然痰饮风池刺，倘无痰饮合谷安。

风池刺一寸半，透风府穴，此必横刺方透也，宜先补后泻，灸十一壮。合谷穴针至劳宫，灸二七壮。

口眼㖞斜最可嗟，地仓妙穴连颊车，

㖞左泻右依师正，㖞右泻左莫令斜。

灸地仓之艾如绿豆，针向颊车；颊车之针，向透地仓。

不闻香臭从何治？迎香两穴可堪攻，

先补后泻分明效，一针未出气先通。

耳聋气闭痛难言，须刺翳风穴始痊，

亦治项上生瘰疬，下针泻动即安然。

耳聋之症不闻声，痛痒蝉鸣不快情，

红肿生疮须用泻，宜从听会用针行。

偶尔失音言语难，哑门一穴两筋间，

若知浅针莫深刺，言语音和照旧安。

眉间疼痛苦难当，攒竹沿皮刺不妨，

若是眼昏皆可治，更针头维即安康。

攒竹宜泻。头维入一分，沿皮透两额角，疼泻，眩晕补。

两睛红肿痛难熬，怕日羞明心自焦，

只刺睛明鱼尾穴，太阳出血自然消。

睛明针五分，后略向鼻中；鱼尾针透鱼腰，即瞳子髎，俱禁灸。如虚肿不宜去血。

眼痛忽然血贯睛，羞明更涩最难睁，

须得太阳针血出，不用金刀疾自平。

心血炎上两眼红，迎香穴内刺为通，

若将毒血搐出后，目内清凉始见功。

内迎香二穴，在鼻孔中，用芦叶或竹叶，搐入鼻内，出血为妙，不愈再针合谷。

强痛脊背泻人中，挫闪腰酸亦可攻，

更有委中之一穴，腰间诸疾任君攻。

委中禁灸，四畔紫脉上皆可出血，弱者慎之。

肾弱腰疼不可当，施为行止甚非常，

若知肾俞二穴处，艾火频加体自康。

环跳能治腿股风，居髎二穴认真攻，

委中毒血更出尽，愈见医科神圣功。

居髎，灸则筋缩。

膝腿无力身立难，原因风湿致伤残，

倘知二市穴能灸，步履悠然渐自安。

俱先补后泻。二市者，风市、阴市也。

髋骨能医两腿疼，膝头红肿不能行，

必针膝眼膝关穴，功效须臾病不生。

膝关在膝盖下犊鼻内，横针透膝眼。

寒湿脚气不可熬，先针三里及阴交，

再将绝骨穴兼刺，肿痛登时立见消。

即三阴交也。

肿红腿足草鞋风，须把昆仑二穴攻，

申脉太溪如再刺，神医妙诀起疲癃。

外昆针透内吕。

脚背疼起丘墟穴，斜针出血即时轻，

解溪再与商丘识，补泻行针要辨明。

行步艰难疾转加，太冲二穴效堪夸，

更针三里中封穴，去病如同用手抓。

膝盖红肿鹤膝风，阳陵二穴亦堪攻，

阴陵针透尤收效，红肿全消见异功。

腕中无力痛艰难，握物难移体不安，

腕骨一针虽见效，莫将补泻等闲看。

急疼两臂气攻胸，肩井分明穴可攻，

此穴元来真气聚，补多泻少应其中。

此二穴针二寸效，乃五脏真气所聚之处，倘或体弱针晕，补足三里。

肩背风气连臂疼，背缝二穴用针明，

五枢亦治腰间痛，得穴方知疾顿轻。

背缝二穴，在背肩端骨下，直腋缝尖，针二寸，灸七壮。

两肘拘挛筋骨连，艰难动作欠安然，

只将曲池针泻动，尺泽兼行见圣传。

尺泽宜泻不灸。

肩端红肿痛难当，寒湿相争气血狂，

若向肩髃明补泻，管君多灸自安康。

筋急不开手难伸，尺泽从来要认真，

头面纵有诸样症，一针合谷效通神。

腹中气块痛难当，穴法宜向内关防，

八法有名阴维穴，腹中之疾永安康。

先补后泻，不灸。如大便不通，泻之即通。

腹中疼痛亦难当，大陵外关可消详，
若是胁疼并闭结，支沟奇妙效非常。
脾家之症最可怜，有寒有热两相煎，
间使二穴针泻动，热泻寒补病俱痊。

间使透针支沟，如脾寒可灸。

九种心痛及脾疼，上脘穴内用神针，
若还脾败中脘补，两针神效免灾侵。
痔漏之疾亦可憎，表里急重最难禁，
或痛或痒或下血，二白穴在掌中寻。

二白四穴，在掌后，去横纹四寸，两穴相对，一穴在大筋内，一穴大筋外，针五分。取穴用稻心从项后围至结喉，取草折齐，当掌中大指虎口纹，双围转两筋头，点到掌后臂草尽处是，即间使后一寸，郄门穴也。灸二七壮，针宜泻，如不愈，灸骑竹马。

三焦热气壅上焦，口苦舌干岂易调，
针刺关冲出毒血，口生津液病俱消。
手臂红肿连腕疼，液门穴内用针明，
更将一穴名中渚，多泻中间疾自轻。

液门沿皮针向后，透阳池。

中风之症症非轻，中冲二穴可安宁，

先补后泻如无应，再刺人中立便轻。

中冲禁灸，惊风灸之。

胆寒心虚病如何？少冲二穴最功多，

刺入三分不着艾，金针用后自平和。

时行疟疾最难禁，穴法由来未审明，

若把后溪穴寻得，多加艾火即时轻。

热泻寒补。

牙疼阵阵苦相煎，穴在二间要得传，

若患翻胃并吐食，中魁奇穴莫教偏。

乳鹅之症少人医，必用金针疾始除，

如若少商出血后，即时安稳免灾危。

三棱针刺之。

如今瘾疹疾多般，好手医人治亦难，

天井二穴多着艾，纵生瘰疬灸皆安。

宜泻七壮。

寒痰咳嗽更兼风，列缺二穴最可攻，

先把太渊一穴泻，多加艾火即收功。

列缺刺透太渊，担穴也。

痴呆之症不堪亲，不识尊卑枉骂人，

神门独治痴呆病，转手骨开得穴真。

宜泻灸。

连日虚烦面赤妆，心中惊悸亦难当，

若须通里穴寻得，一用金针体便康。

惊恐补，虚烦泻，针五分，不灸。

风眩目烂最堪怜，泪出汪汪不可言，

大小骨空皆妙穴，多加艾火疾应痊。

大、小骨空不针，俱灸七壮，吹之。

妇人吹乳痛难消，吐血风痰稠似胶，

少泽穴内明补泻，应时神效气能调。

刺沿皮向后三分。

满身发热痛为虚，盗汗淋淋渐损躯，

须得百劳椎骨穴，金针一刺疾俱除。

忽然咳嗽腰背疼，身柱由来灸便轻，

至阳亦治黄疸病，先补后泻效分明。

针俱沿皮三分，灸二七壮。

肾败腰虚小便频，夜间起止苦劳神，

命门若得金针助，肾俞艾灸起邅迍。

多灸不泻。

九般痔漏最伤人，必刺承山效若神，

更有长强一穴是，呻吟大痛穴为真。

伤风不解嗽频频，久不医时劳便成，

咳嗽须针肺俞穴，痰多宜向丰隆寻。

灸方效。

膏肓二穴治病强，此穴原来难度量，

斯穴禁针多着艾，二十一壮亦无妨。

腠理不密咳嗽频，鼻流清涕气昏沉，

须知喷嚏风门穴，咳嗽宜加艾火深。

针沿皮向外。

胆寒由是怕惊心，遗精白浊实难禁，

夜梦鬼交心俞治，白环俞治一般针。

更加脐下气海两旁效。

肝家血少目昏花，宜补肝俞力便加，

更把三里频泻动，还光益血自无差。

多补少泻，灸。

脾家之症有多般，致成翻胃吐食难，

黄疸亦须寻腕骨，金针必定夺中脘。

无汗伤寒泻复溜，汗多宜将合谷收，

若然六脉皆微细，金针一补脉还浮。

针复溜入三分，沿皮向骨下一寸。

大便闭结不能通，照海分明在足中，

更把支沟来泻动，方知妙穴有神功。

小腹胀满气攻心，内庭二穴要先针，

两足有水临泣泻，无水方能病不侵。

针口用油，不闭其孔。

七般疝气取大敦，穴法由来指侧间，

诸经具载三毛处，不遇师传隔万山。

传尸劳病最难医，涌泉出血免灾危，

痰多须向丰隆泻，气喘丹田亦可施。

浑身疼痛疾非常，不定穴中细审详，

有筋有骨须浅刺，灼艾临时要度量。

不定穴即痛处。

劳宫穴在掌中寻，满手生疮痛不禁，

心胸之病大陵泻，气攻胸腹一般针。

哮喘之症最难当，夜间不睡气遑遑，

天突妙穴宜寻得，膻中着艾便安康。

鸠尾独治五般痫，此穴须当仔细观。

若然着艾宜七壮，多则伤人针亦难。

非高手毋轻下针。

气喘急急不可眠，何当日夜苦忧煎，

若得璇玑针泻动，更取气海自安然。

气海先补后泻。

竖弦疝气发甚频，气上攻心似死人，

关元兼刺大敦穴，此法亲传始得真。

水病之疾最难熬，腹满虚胀不肯消，

先灸水分并水道，后针三里及阴交。

肾气冲心得几时，须用金针疾自除，

若得关元并带脉，四海谁不仰明医。

赤白妇人带下难，只因虚败不能安，

中极补多宜泻少，灼艾还须着意看。

赤泻，白补。

吼喘之症嗽痰多，若用金针疾自和，

俞府乳根一样刺，气喘风痰渐渐磨。

伤寒过经尤未解，须向期门穴上针，

忽然气喘攻胸膈，三里泻多须用心。

期门先补后泻。

脾泄之症别无他，天枢二穴刺休差，

此是五脏脾虚疾，艾火多添病不加。

多灸宜补。

口臭之疾最可憎，劳心只为苦多情，

大陵穴内人中泻，心得清凉气自平。

穴法深浅在指中，治病须臾显妙功，

劝君要治诸般疾，何不当初记《玉龙》。

## 胜玉歌杨氏

胜玉歌兮不虚言，此是杨家真秘传，

或针或灸依法语，补泻迎随随手捻。

头痛眩晕百会好，心疼脾痛上脘先，

后溪鸠尾及神门，治疗五痫立便痊。

鸠尾穴禁灸，针三分，家传灸七壮。

髀疼要针肩井穴，耳闭听会莫迟延。

针一寸半，不宜停。经言禁灸，家传灸七壮。

胃冷下脘却为良，眼痛须觅清冷渊。
霍乱心疼吐痰涎，巨阙着艾便安然。
脾疼背痛中渚泻，头风眼痛上星专。
头项强急承浆保，牙腮疼紧大迎全。
行间可治膝肿病，尺泽能医筋拘挛。
若人行步苦艰难，中封太冲针便痊。
脚背痛时商丘刺，瘰疬少海天井边。
筋疼闭结支沟穴，颔肿喉闭少商前。
脾心痛急寻公孙，委中驱疗脚风缠。
泻却人中及颊车，治疗中风口吐沫。
五疟寒多热更多，间使大杼真妙穴。
经年或变劳怯者，痞满脐旁章门决。
噎气吞酸食不投，膻中七壮除膈热。
目内红痛苦皱眉，丝竹攒竹亦堪医。
若是痰涎并咳嗽，治却须当灸肺俞。
更有天突与筋缩，小儿吼闭自然疏。
两手酸疼难执物，曲池合谷共肩髃。
臂疼背痛针三里，头风头痛灸风池。
肠鸣大便时泄泻，脐旁两寸灸天枢。

诸般气症从何治，气海针之灸亦宜。

小肠气痛归来治，腰痛中空穴最奇。

中空穴，从肾俞穴量下三寸，各开三寸是穴，灸十四壮，向外针一寸半，此即膀胱经之中髎也。

腿股转酸难移步，妙穴说与后人知，

环跳风市及阴市，泻却金针病自除。

阴市虽云禁灸，家传亦灸七壮。

热疮臁内年年发，血海寻来可治之。

两膝无端肿如斗，膝眼三里艾当施。

两股转筋承山刺，脚气复溜不须疑。

踝跟骨痛灸昆仑，更有绝骨共丘墟。

灸罢大敦除疝气，阴交针入下胎衣。

遗精白浊心俞治，心热口臭大陵驱。

腹胀水分多得力，黄疸至阳便能离。

肝血盛兮肝俞泻，痔疾肠风长强欺。

肾败腰疼小便频，督脉两旁肾俞除。

六十六穴施应验，故成歌诀显针奇。

## 杂病穴法歌《医学入门》

杂病随症选杂穴，仍兼原合与八法，

经络原会别论详，脏腑俞募当谨始，

根结标本理玄微，四关三部识其处。

伤寒一日刺风府，阴阳分经次第取。

伤寒一日太阳风府，二日阳明之荥，三日少阳之输，四日太阴之井，五日少阴之输，六日厥阴之经。在表刺三阳经穴，在里刺三阴经穴。六日过经未汗，刺期门、三里，古法也。惟阴症灸关元穴为妙。

汗吐下法非有他，合谷内关阴交杵。

汗，针合谷入二分，行九九数，搓数十次，男左搓，女右搓，得汗行泻法，汗止身温出针。如汗不止，针阴市，补合谷。吐，针内关入三分，先补六次，泻三次，行子午捣臼法三次，提气上行，又推战一次，病人多呼几次，即吐；如吐不止，补九阳数，调匀呼吸，三十六度，吐止，徐出针，急扪穴；吐不止，补足三里。下，针三阴交入三分，男左女右，以针盘旋，右转六阴数毕，用口鼻闭气，吞鼓腹中，将泻插一下，其人即泄，鼻吸手泻三十六遍，方开口鼻之气，插针即泄；如泄不止，针合谷，升九阳数。凡汗、吐、下，仍分阴阳补泻，就流注穴行之尤妙。

一切风寒暑湿邪，头疼发热外关起。头面耳目口鼻病，曲池、合谷为之主，偏正头疼左右针左疼针右，列缺、太渊不用补，头风目眩项捩强，申脉、金门、手三里。赤眼迎香出血奇，临泣、太冲、合谷侣眼肿血烂，泻足临泣，耳聋临泣补足与金门，合谷俱泻针后听人语。鼻塞鼻痔及鼻渊，合谷、太冲俱泻随手取。口噤㖞斜流涎多，地仓、颊车仍可举。口舌生疮舌下窍，三棱刺血非粗卤舌下两边紫筋。舌裂出血寻内关，太冲、阴交走上部，舌上生胎合谷当，手三里治舌风舞。牙风面肿颊车神，合谷泻足临泣泻不数。二陵、二跷与二交，头项手足互相与。两井、两商、二三间，手上诸风得其所，手指连肩相引疼，合谷、太冲能救苦。手三里治肩连脐，脊同心后称中渚。冷嗽只宜补合谷，三阴交泻即时住。霍乱中脘可入深，三里、内庭泻几许。心痛翻胃刺劳宫热，寒者少泽细手指补。心痛手战少海求，若要除根阴市睹。太渊、列缺穴相连，能祛气痛刺两乳。胁痛只须阳陵泉，腹痛公孙、内关尔，疟疾《素问》分各经，危氏刺指舌红紫。

足太阳疟，先寒后热，汗出不已，刺金门。足少阳疟，寒热，心惕，汗多，刺侠溪。足阳明疟，寒久乃热，汗出喜见火光，刺冲阳。足太阴疟，寒热善呕，呕已乃衰，刺公孙。足少阴疟，呕吐甚，欲闭户，刺大钟。足厥阴疟，少腹满，小便不利，刺太冲。心疟刺神门，肝疟中封，脾疟商丘，肺疟列缺，肾疟太溪，胃疟厉兑。危氏刺手十指及舌下紫肿筋出血。

痢疾合谷、三里宜，甚者必须兼中膂白痢：合谷；赤痢：小肠俞；赤白：足三里、中膂。心胸痞满阴陵泉，针到承山饮食美。泄泻肚腹诸般疾，足三里、内庭功无比。水肿水分与复溜，

俱泻水分。先用小针，次用大针，以鸡翎管透

之，水出浊者死，清者生，急服紧皮丸敛之。如乡村无药，粗人体实者针之；若高人则禁针。取血法：先肉针补入地部，少停泻出人部，少停复补入地部，少停泻出针，其瘀血自出。虚者只有黄水出，若脚上肿大，欲放水者，仍用此法，于复溜穴上取之。

胀满中脘三里揣。

《内经》针腹，以布缠缴。针家另有盘法：先针入二寸五分，退出二寸，只留五分在内盘之。如要取上焦包络之病，用针头迎向上刺入二分补之，使气攻上；若脐下有病，针头向下，退出二分泻之。此特备古法，初学不可轻用。

腰痛环跳、委中神，若连背痛昆仑武。腰连腿疼腕骨升，三里降下随拜跪补腕骨，泻足三里。腰连脚痛怎生医？补环跳泻行间与风市。脚膝诸痛羡行间，三里、申脉、金门侈，脚若转筋眼发花，然谷、承山法自古。两足难移先悬钟，条口后针能步履。两足酸麻补太溪，仆参、内庭盘跟楚脚盘痛泻内庭，脚跟痛泻仆参。

脚连胁腋痛难当，环跳、阳陵泉内杵。冷风湿痹针环跳，阳陵、三里烧针尾烧三五壮，知痛即止。七疝大敦与太冲，五淋血海通男妇。大便虚秘补支沟，泻足三里效可拟。热秘气秘先长强，大敦、阳陵堪调护。小便不通阴陵泉，三里泻下溺如注。内伤食积针手足三里，璇玑相应块亦消。脾病气血先合谷，后刺三阴针用烧。一切内伤内关穴，痰火积块退烦潮。吐血尺泽功无比，衄血上星与禾髎。喘急列缺、足三里，呕噎阴交不可饶。劳宫能治五般痫，更刺涌泉疾若挑。神门专治心痴呆，人中、间使祛癫妖，尸厥百会一穴美，更针隐白效昭昭外用笔管吹耳。妇人通经泻合谷，三里、至阴催孕妊虚补合谷。死胎阴交不可缓，胞衣照海、内关寻俱泻。小儿惊风少商穴，人中、涌泉泻莫深。痈疽初起审其穴，只刺阳经不刺阴。

阳经，谓痈从背出者，当从太阳经至阴、通谷、束骨、昆仑、委中五穴选用。从鬓出者，当从少阳经窍阴、侠溪、临泣、阳辅、阳陵泉五穴选用。从髭出者，当从阳明经厉兑、内庭、陷谷、冲阳、解溪五穴选用。从脑出者，则以绝骨一穴治之。凡痈疽已破，尻神、朔望不忌。

伤寒流注分手足，太冲、内庭可浮沉，熟此筌蹄手要活，得后方可度金针。又有一言真秘诀，上补下泻值千金。

## 杂病十一穴歌《聚英》

攒竹丝空主头疼，偏正皆宜向此针，
更去大都除泻动，风池针刺三分深，
曲池合谷先针泻，永与除疴病不侵，
依此下针无不应，管教随手便安宁。

头风头痛与牙疼，合谷三间两穴寻，
更向大都针眼痛，太渊穴内用针行；
牙疼三分针吕细，齿痛依前指上明，
更推大都左之右，交互相迎仔细穷。

听会兼之与听宫，七分针泻耳中聋，
耳门又泻三分许，更加七壮灸听宫，

大肠经内将针泻，曲池合谷七分中，
医者若能明此理，针下之时便见功。

肩背并和肩膊疼，曲池合谷七分深，
未愈尺泽加一寸，更于三间次第行，
各入七分于穴内，少风二府刺心经，
穴内浅深依法用，当时蠲疾两之轻。

咽喉以下至于脐，胃脘之中百病危，
心气痛时胸结硬，伤寒呕哕闷涎随，
列缺下针三分许，三分针泻到风池，
二指三间并三里，中冲还刺五分依。

汗出难来到腕骨，五分针泻要君知，
鱼际经渠并通里，一分针泻汗淋漓，
二指三间及三里，大指各刺五分宜，
汗至如若通遍体，有人明此是良医。

四肢无力中邪风，眼涩难开百病攻，
精神昏倦多不语，风池合谷用针通，
两手三间随后泻，三里兼之与太冲，

各入五分于穴内，迎随得法有奇功。

风池手足指诸间，右痪偏风左曰瘫，
各刺五分随后泻，更灸七壮便身安，
三里阴交行气泻，一寸三分量病看，
每穴又加三七壮，自然瘫痪即时安。

肘痛将针刺曲池，经渠合谷共相宜，
五分针刺于二穴，疟病缠身便得离，
未愈更加三间刺，五分深刺莫忧疑，
又兼气痛憎寒热，间使行针莫用迟。

腿胯腰疼痞气攻，髋骨穴内七分穷，
更针风市兼三里，一寸三分补泻同。
又去阴交泻一寸，行间仍刺五分中，
刚柔进退随呼吸，去疾除病捻指功。

肘膝疼时刺曲池，进针一寸是相宜，
左病针右右针左，依此三分泻气奇。
膝痛三寸针犊鼻，三里阴交要七吹，
但能仔细寻其理，劫病之功在片时。

## 长桑君天星秘诀歌《乾坤生意》

天星秘诀少人知，此法专分前后施，
若是胃中停宿食，后寻三里起璇玑。
脾病血气先合谷，后刺三阴交莫迟。
如中鬼邪先间使，手臂挛痹取肩髃。
脚若转筋并眼花，先针承山次内踝。
脚气酸疼肩井先，次寻三里阳陵泉。
如是小肠连脐痛，先刺阴陵后涌泉。
耳鸣腰痛先五会，次针耳门三里内。
小肠气痛先长强，后刺大敦不要忙。
足缓难行先绝骨，次寻条口及冲阳。
牙疼头痛兼喉痹，先刺二间后三里。
胸膈痞满先阴交，针到承山饮食喜。
肚腹浮肿胀膨膨，先针水分泻建里。
伤寒过经不出汗，期门通里先后看。
寒疟面肿及肠鸣，先取合谷后内庭。
冷风湿痹针何处？先取环跳次阳陵。

指痛挛急少商好，依法施之无不灵。

此是桑君真口诀，时医莫作等闲轻。

## 马丹阳天星十二穴治杂病歌

三里内庭穴，曲池合谷接，委中配承山，太冲昆仑穴，环跳与阳陵，通里并列缺。

合担用法担，合截用法截，三百六十穴，不出十二诀。治病如神灵，浑如汤泼雪，

北斗降真机，金锁教开彻，至人可传授，非人莫浪说。

其一：

三里膝眼下，三寸两筋间。能通心腹胀，善治胃中寒，肠鸣并泄泻，腿肿膝胻酸，伤寒羸瘦损，气蛊及诸般。年过三旬后，针灸眼便宽。取穴当审的，八分三壮安。

其二：

内庭次指外，本属足阳明。能治四肢厥，喜静恶闻声，瘾疹咽喉痛，数欠及牙疼，虚疾不能食，

针着便惺惺针三分，灸三壮。

其三：

曲池拱手取，屈肘骨边求。善治肘中痛，偏风手不收，挽弓开不得，筋缓莫梳头，喉闭促欲死，发热更无休，遍身风癣癞，针着即时瘳针五分，灸三壮。

其四：

合谷在虎口，两指歧骨间，头疼并面肿，疟病热还寒，齿龋鼻衄血，口噤不开言。针入五分深，令人即便安灸三壮。

其五：

委中曲脷里，横纹脉中央。腰痛不能举，沉沉引脊梁，酸疼筋莫展，风痹复无常，膝头难伸屈，针入即安康针五分，禁灸。

其六：

承山名鱼腹，腨肠分肉间，善治腰疼痛，痔疾大便难，脚气并膝肿，展转战疼酸，霍乱及转筋，穴中刺便安针七分，灸五壮。

其七：

太冲足大趾，节后二寸中。动脉知生死，能医惊痫风，咽喉并心胀，两足不能行，七疝偏坠肿，眼目似云朦，亦能疗腰痛，针下有神功针三分，灸三壮。

其八：

昆仑足外踝，跟骨上边寻，转筋腰尻痛，暴喘满冲心，举步行不得，一动即呻吟，若欲求安乐，须于此穴针针五分，灸三壮。

其九：

环跳在髀枢，侧卧屈足取。折腰莫能顾，冷风并湿痹，腿胯连腨痛，转侧重唏嘘。若人针灸后，顷刻病消除针二寸，灸五壮。

其十：

阳陵居膝下，外臁一寸中。膝肿并麻木，冷痹及偏风，举足不能起，坐卧似衰翁，针入六分止，神功妙不同灸三壮。

其十一：

通里腕侧后，去腕一寸中。欲言声不出，懊恼及怔忡，实则四肢重，头腮面颊红，虚则不能食，暴喑面无容，毫针微微刺，方信有神功针三分，灸三壮。

其十二：

列缺腕侧上，次指手交叉。善疗偏头患，遍身风痹麻，痰涎频壅上，口噤不开牙，若能明补泻，应手即如拿针三分，灸五壮。

## 四总穴歌《聚英》

肚腹三里留，腰背委中求，头项寻列缺，面口合谷收。

## 肘后歌《聚英》

头面之疾针至阴，腿脚有疾风府寻。

心胸有病少府泻，脐腹有病曲泉针。

肩背诸疾中渚下，腰膝强痛交信凭。

胁肋腿叉后溪妙，股膝肿起泻太冲。

阴核发来如升大，百会妙穴真可骇。

顶心头痛眼不开，涌泉下针足安泰。

鹤膝肿劳难移步，尺泽能舒筋骨疼，

更有一穴曲池妙，根寻源流可调停；

其患若要便安愈，加以风府可用针。

更有手臂拘挛急，尺泽刺深去不仁。

腰背若患挛急风，曲池一寸五分攻。

五痔原因热血作，承山须下病无踪。

哮喘发来寝不得，丰隆刺入三寸深。

狂言盗汗如见鬼，惺惺间使便下针。

骨寒髓冷火来烧，灵道妙穴分明记。

疟疾寒热真可畏，须知虚实可用意，

间使宜透支沟中，大椎七壮合圣治。

连日频频发不休，金门刺深七分是。

疟疾三日得一发，先寒后热无他语，

寒多热少取复溜，热多寒少用间使。

或患伤寒热未收，牙关风壅药难投，

项强反张目直视，金针用意列缺求。

伤寒四肢厥逆冷，脉气无时仔细寻，

神奇妙穴真有二，复溜半寸顺骨行。
四肢回还脉气浮，须晓阴阳倒换求，
寒则须补绝骨是，热则绝骨泻无忧；
脉若浮洪当泻解，沉细之时补便瘳。
百合伤寒最难医，妙法神针用意推，
口噤眼合药不下，合谷一针效甚奇。
狐惑伤寒满口疮，须下黄连犀角汤。
虫在脏腑食肌肉，须要神针刺地仓。
伤寒腹痛虫寻食，吐蛔乌梅可难攻，
十日九日必定死，中脘回还胃气通。
伤寒痞气结胸中，两目昏黄汗不通，
涌泉妙穴三分许，速使周身汗自通。
伤寒痞结胁积痛，宜用期门见深功。
当汗不汗合谷泻，自汗发黄复溜凭。
飞虎一穴通痞气，祛风引气使安宁。
刚柔二痉最乖张，口噤眼合面红妆，
热血流入心肺腑，须要金针刺少商。
中满如何去得根，阴包如刺效如神，
不论老幼依法用，须教患者便抬身。

打扑伤损破伤风，先于痛处下针攻，
后向承山立作效，甄权留下意无穷。
腰腿疼痛十年春，应针不了便惺惺，
大都引气探根本，服药寻方枉费金。
脚膝经年痛不休，内外踝边用意求，
穴号昆仑并吕细，应时消散即时瘳。
风痹痿厥如何治，大杼曲泉真是妙。
两足两胁满难伸，飞虎神灸七分到，
腰软如何去得根，神妙委中立见效。

## 回阳九针歌

哑门劳宫三阴交，涌泉太溪中脘接，
环跳三里合谷并，此是回阳九针穴。

## 针内障秘歌杨氏

内障由来十八般，精医明哲用心看，
分明一一知形状，下手行针自入玄。

察他冷热虚和实，多惊先服镇心丸，
弱翳细针粗拨老，针形不可一般般。
病虚新瘥怀妊月，针后应知将息难，
不雨不风兼吉日，清斋三日在针前。
安心定志存真气，念佛亲姻莫杂喧，
患者向明盘膝坐，医师全要静心田。
有血莫惊须住手，裹封如旧勿频看，
若然头痛不能忍，热茶和服草马烟。
七日解封方视物，花生水动莫开言，
还睛圆散坚心服，百日冰轮彻九渊。

## 针内障要歌杨氏

内障金针针了时，医师治法要精微，
绵包黑豆如球子，眼上安排慢熨之，
头边镇枕须平稳，仰卧三朝莫厌迟。
封后或然微有痛，脑风牵动莫狐疑，
或针或熨依前法，痛极仍将火熨宜。
盐白梅含止咽吐，大小便起与扶持，

高声叫唤私人欲，惊动睛轮见雪飞。
三七不须汤洗面，针痕湿着痛微微，
五辛酒面周年慎，出户升堂缓步移，
双眸了了康宁日，狂吝嗔予泄圣机。

## 补泻雪心歌以下俱《聚英》

行针补泻分寒热，泻寒补热须分别，
捻指向外泻之方，捻指向内补之诀。
泻左须当大指前，泻右大指当后拽，
补左次指向前搓，补右大指往上拽。
如何补泻有两般，盖是经从两边发。
补泻又要识迎随，随则为补迎为泻，
古人补泻左右分，今人乃为男女别。
男女经脉一般生，昼夜循环无暂歇，
两手阳经上走头，阴经胸走手指辍，
两足阳经头走足，阴经上走腹中结。
随则针头随经行，迎则针头迎经夺。
更有补泻定吸呼，吸泻呼补真奇绝。

补则呼出却入针，囝声针用三飞法，
气至出针吸气入，疾而一退急扪穴。
泻则吸气方入针，要知祖气通身达，
气至出针呼气出，徐而三退穴开捺。
此诀出自梓桑君，我今受汝心已雪，
正是补泻玄中玄，莫向人前轻易说。

## 行针总要歌

黄帝金针法最奇，短长肥瘦在临时，
但将他手横纹处，分寸寻求审用之。
身体心胸或是短，身体心胸或是长，
求穴看纹还有理，医工此理要推详。
定穴行针须细认，瘦肥短小岂同群，
肥人针入三分半，瘦体须当用二分。
不肥不瘦不相同，如此之人但着中，
只在二三分内取，用之无失且收功。
大饥大饱宜避忌，大风大雨亦须容，
饥伤荣气饱伤腑，更看人神俱避之。

妙针之法世间稀，多少医工不得知，
寸寸人身皆是穴，但开筋骨莫狐疑，
有筋有骨旁针去，无骨无筋须透之。
见病行针须仔细，必明升降合开时。
邪入五脏须早遏，祟侵六脉浪翻飞，
乌乌稷稷空中坠，静意冥冥起发机，
先补真阳元气足，次泻余邪九度嘘，
同身逐穴歌中取，捷法昭然径不迷。
百会三阳顶之中，五会天满名相同，
前顶之上寸五取，百病能祛理中风。
灸后火燥冲双目，四畔刺血令宣通，
井泉要洗原针穴，针刺无知灸有功。
前顶寸五三阳前，甄权曾云一寸言，
棱针出血头风愈，盐油揩根病自痊。
囟会顶前寸五深，八岁儿童不可针，
囟门未合那堪灸，二者须当记在心。
上星会前一寸斟，神庭星前发际寻，
诸风灸庭为最妙，庭星宜灸不宜针。
印堂穴并两眉攒，素髎面正鼻柱端，

动脉之中定禁灸，若燃此穴鼻鼾酸。
水沟鼻下名人中，兑端张口上唇宫，
龈交二龈中间取，承浆下唇宛内踪，
炷艾分半悬浆灸，大则阳明脉不隆。
廉泉宛上定结喉，一名舌本立重楼。
同身捷法须当记，他日声名播九州。

## 行针指要歌

或针风，先向风府、百会中。或针水，水分夹脐上边取。或针结，针着大肠泄水穴。或针劳，须向膏肓及百劳。或针虚，气海、丹田、委中奇。或针气，膻中一穴分明记。或针嗽，肺俞、风门须用灸。或针痰，先针中脘、三里间。或针吐，中脘、气海、膻中补；翻胃吐食一般医，针中有妙少人知。

## 刺法启玄歌六言

十二阴阳气血，凝滞全凭针焫，

细推十干五行，谨按四时八节。
出入要知先后，开合慎毋妄别，
左手按穴分明，右手持针亲切。
刺荣无伤卫气，刺卫无伤荣血，
循扪引导之因，呼吸调和寒热。
补即慢慢出针，泻即徐徐闭穴。
发明难素玄微，俯仰岐黄秘诀，
若能劳心劳力，必定愈明愈哲。
譬如闭户造车，端正出门合辙。
倘逢志士细推，不是知音莫说。
了却个中规模，便是医中俊杰。

## 针法歌

先说平针法，含针口内温，
按揉令气散，掐穴故教深，
持针安穴上，令他嗽一声，
随嗽归天部，停针再至人，
再停归地部，待气候针沉，

气若不来至，指甲切其经，
次提针向病，针退天地人。

补必随经刺，令他吹气频，
随吹随左转，逐归天地人，
待气停针久，三弹更熨温，
出针口吸气，急急闭其门。

泻欲迎经取，吸则纳其针，
吸时须右转，依次进天人，
转针仍复吸，依法要停针，
出针吹口气，摇动大其门。

## 策杨氏考卷

### 诸家得失策以下俱杨氏

问：人之一身犹之天地。天地之气不能以恒顺，而必待于范围之功；人身之气，不能以恒平，而必待于调摄之技。故其致病也，既有不同，而其治之亦不容一律，故药与针灸不可缺一者也。然针灸之技，昔之专门者固各有方书，若《素问》《针灸图》《千金方》《外台秘要》，与夫补泻灸刺诸法，以示来世矣。其果何者而为之原欤？亦岂无得失去取于其间欤？诸生以是名家者，请详言之！

对曰：天地之道，阴阳而已矣。夫人之身，亦阴阳而已矣。阴阳者造化之枢纽，人类之根抵也。惟阴阳得其理则气和，气和则形亦以之和矣。如其拂而戾焉，则赞助调摄之功，自不容已矣。否则，在造化不能为天地立心，而化工以之而息；在夫人不能为生民立命，而何以臻寿考无疆之休哉。此固圣人赞化育之一端也，而可以医家者流而小之耶？

愚尝观之《易》曰：大哉乾元，万物资始；至哉坤元，万物资生，是一元之气，流行于天地之间，一阖一辟，往来不穷，行而为阴阳，布而为五行，流而为四时，而万物由之以化生，此则天地显仁藏用之常，固无庸以赞助为也。然阴阳之理也，不能以无愆，而雨旸寒暑，不能以时若，则范围之功，不能无待于圣人也。故《易》曰：后以裁成天地之道，辅相天地之宜，以左右民，此其所以人无夭札，物无疵厉，而以之收立命之功矣。然而吾人同得天地之理以为理，同得天地之气以为气，则其元气流行于一身之间，无异于一元之气流行于天地之间也。夫何喜怒哀乐心思嗜欲之汨于中，寒暑风雨温凉燥湿之侵于外，于是有疾在腠理者焉，有疾在血脉者焉，有疾在肠胃者焉。然而疾在肠胃，非药饵不能以济；在血脉，非针刺不能以及；在腠理，非熨焫不能以达，是针灸药者，医家之不可缺一者也。夫何诸家之术惟以药，而于针灸则并而弃之，斯何以保其元气，以收圣人寿民之仁心哉？然是针与灸也，亦未易言也。孟子曰：离娄之明，不以规矩，不能成方圆；师旷之聪，不以六律，不能正五音。若古之方书，固离娄之规矩，师旷之六律也。故不溯其源，则无以得古人立法之意，不穷其流，则何以知后世变法之弊。今以古人之方书言之，有《素问》《难经》焉，有《灵枢》《铜人图》焉，有《千金方》、有《外台秘要》焉，有《金兰循经》、有《针灸杂集》焉。然《灵枢》之图，或议其太繁而杂；于《金兰循经》，或嫌其太简而略；于《千金方》，或诋其不尽伤寒之数；于《外台秘要》，或议其为医之蔽；于《针灸杂集》，或论其未尽针灸之妙。溯而言之，则惟《素》《难》为最要，盖《素》《难》者，医家之鼻祖，济生之心法，垂之万世而无弊者也。夫既由《素》《难》以溯其源，又由诸家以穷其流，探脉络，索荣卫，诊表里，虚则补之，实则泻之，热则凉之，寒则温之，或通其气血，或维其真元。以律天时，则春夏刺浅，秋冬刺深也。以袭水土，则湿致高原，热处风凉也。以取诸人，肥则刺深，瘠则刺浅也。又由是而施之以动摇进退，搓弹摄按之法，示之以喜怒忧惧，思劳醉饱之忌，穷之以井荥输经合之源，究之以主客标本之道，迎随开合之机。夫然后阴阳和，五气顺，荣卫固，脉络绥，而凡腠理血脉，四体百骸，一气流行，而无壅滞痿痹之患矣。不犹圣人之裁成辅相，而一元之气，周流于天地之间乎。先儒曰：吾之心正，则天地之心亦正，吾之气顺，则天地之气亦顺。此固赞化育之极功也，而愚于医之灸刺也亦云。

## 头不多灸策

问：灸穴须按经取穴，其气易连而其病易除，然人身三百六十五络皆归于头，头可多灸欤？灸良已，间有不发者，当用何法发之？

尝谓穴之在人身也，有不一之名，而灸之在吾人也，有至一之会。盖不知其名，则昏谬无措，无以得其周身之理；不观其会，则散漫靡要，何以达其贯通之原。故名也者，所以尽乎周身之穴也，固不失之太繁；会也者，所以贯乎周身之穴也，亦不失之太简。人而知乎此焉，则执简可以御繁，观会可以得要，而按经治疾之余，尚何疾之有不愈，而不足以仁寿斯民也哉。

执事发策，而以求穴在乎按经，首阳不可多灸，及所以发灸之术，下询承学，是诚究心于民瘼者。愚虽不敏，敢不掇述所闻以对。尝观吾人一身之气，周流于百骸之间，而统之则有其宗，犹化工一元之气，磅礴于乾坤之内，而会之则有其要。故仰观于天，其星辰之奠丽，不知其几也，而求其要，则惟以七宿为经，二十四曜为纬；俯察于地，其山川之流峙，不知其几也，而求其要则惟以五岳为宗，四渎为委，而其他咸弗之求也。天地且然，而况人之一身，内而五脏六腑，外而四体百形，表里相应，脉络相通，其所以生息不穷，而肖形于天地者，宁无所网维统纪于其间耶！故三百六十五络，所以言其烦也，而非要也，十二经穴，所以言其法也，而非会也。总而会之，则人身之气有阴阳，而阴阳之运有经络，循其经而按之，则气有连属，而穴无不正，疾无不除。譬之庖丁解牛，会则其凑，通则其虚，无假斤斲之劳，而顷刻无全牛焉。何也？彼固得其要也。故不得其要，虽取穴之多，亦无以济人；苟得其要，则虽会通之简，亦足以成功。惟在善灸者加之意焉耳，自今观之，如灸风而取诸风池、百会，灸劳而取诸膏肓、百劳，灸气而取诸气海，灸水而取诸水分，欲去腹中之病则灸三里，欲治头目之疾则灸合谷。欲愈腰腿则取环跳、风市，欲拯手臂，则取肩髃、曲池。其他病以人殊，治以疾异，所以得之心而应之手者，罔不昭然有经络在焉。而得之则为良医，失之则为粗工，凡以辨诸此也。至于首为诸阳之会，百脉之宗，人之受病固多，而吾之施灸宜别，若不察其机而多灸之，其能免夫头目旋眩、还视不明之咎乎？不审其地而并灸之，其能免夫气血滞绝、肌肉单薄之忌乎？是百脉之皆归于头，而头之不可多灸，尤按经取穴者之所当究心也。若夫灸之宜发，或发之有速而有迟，固虽系于人之强弱不同，而吾所以治之者，可不为之所耶？观东垣灸三里七壮不发，而复灸以五壮即发；秋夫灸中脘九壮不发，而渍以露水，熨以热履，熯以赤葱，即万无不发之理，此其见之《图经》《玉枢》诸书，盖班班具载可考而知者。吾能按经以求其原，而又多方以致其发，自无患乎气之不连，疾之不疗，而于灼艾之理，斯过半矣。抑愚又有说焉，按经者法也，而所以神明之者心也。苏子有言：一人饮食起居，无异于常人，而愀然不乐，问其所若，且不能自言，此庸医之所谓无足忧，而扁鹊、仓公之所望而惊焉者。彼惊之者何也？病无显情，而心有默识，诚非常人思虑所能测者。今之人徒曰：吾能按经，吾能取穴。而不于心焉求之，譬诸刻舟而求剑，胶柱而鼓瑟，其疗人之所不能疗者，吾见亦罕矣。然则善灸者奈何？静养以虚此心，观变以运此心，旁求博采以扩此心，使吾心与造化相通，而于病之隐显，昭然无遁情焉。则由是而求孔穴之开合，由是而察气候之疾徐，由是而明呼吸补泻之宜，由是而达迎随出入之机，由是而酌从卫取气，从荣置气之要，不将从手应心，得鱼兔而忘筌蹄也哉！此又岐黄之秘术，所谓百尺竿头进一步者，不识执事以为何如？

**穴有奇正策**

问：九针之法，始于岐伯，其数必有取矣。而灸法独无数焉，乃至定穴，均一审慎，所谓奇穴，又皆不可不知也。试言以考术业之专工。

尝谓针灸之疗疾也，有数有法，而惟精于数法之原者，斯足以窥先圣之心；圣人之定穴也，有奇有正，而惟通于奇正之外者，斯足以神济世之术，何也？法者，针灸所立之规；而数也者，所以纪其法，以运用于不穷者也。穴者，针灸所定之方；而奇也者，所以翊夫正以旁通于不测者也。数法肇于圣人，固精蕴之所寓；而定穴兼夫奇正，尤智巧之所存。善业医者，果能因法以详其数，缘正以通其奇，而于圣神心学之要，所以默蕴于数法奇正之中者，又皆神而明之焉，尚何术之有不精，而不足以康济斯民也哉？

执事发策，而以针灸之数法奇穴，下询承学，盖以术业之专工者望诸生也，而愚岂其人哉？虽然，一介之士，苟存心于爱物，于人必有所济，愚固非工于医业者，而一念济物之心，特惓惓焉。矧以明问所及，敢无一言以对。夫针灸之法，果何所昉乎？粤稽上古之民，太朴未散，元醇未漓，与草木蓁蓁然，与鹿豕杯杯然，方将相忘于浑噩之天，而何有于疾，又何有于针灸之施也。自羲、农以还，人渐流于不古，而朴者散，醇者漓，内焉伤于七情之动，外焉感于六气之侵，而众疾胥此乎交作矣。岐伯氏有忧之，于是量其虚实，视其寒温，酌其补泻，而制之以针刺之法焉，继之以灸火之方焉。至于定穴，则自正穴之外，又益之以奇穴焉。非故为此纷纷也，民之受疾不同，故所施之术或异，而要之非得已也，势也。势之所趋，虽圣人亦不能不为之所也已。然针固有法矣，而数必取于九者，何也？盖天地之数，阳主生，阴主杀，而九为老阳之数，则期以生人，而不至于杀人者，固圣人取数之意也。今以九针言之，燥热侵头身，则法乎天，以为镵针，头大而末锐焉。气满于肉分，则法乎地，以为圆针，身圆而末锋焉。锋如黍米之锐者为鍉针，主按脉取气法乎人也。刃有三隅之象者为锋针，主泻导痈血，法四时也。铍针以法音，而末如剑锋者，非所以破痈脓乎？利针以法律，而支似毫毛者，非所以调阴阳乎？法乎星则为毫针，尖如蚊虻，可以和经络，却诸疾也。法乎风则为长针，形体锋利，可以去深邪，疗痹痿也。至于燔针之刺，则其尖如挺，而所以主取大气不出关节者，要亦取法于野而已矣。所谓九针之数，此非其可考者耶！然灸亦有法矣，而独不详其数者，何也？盖人之肌肤，有厚薄，有深浅，而火不可以概施，则随时变化而不泥于成数者，固圣人望人之心也。今以灸法言之，有手太阴之少商焉，灸不可过多，多则不免有肌肉单薄之忌；有足厥阴之章门焉，灸不可不及，不及则不免有气血壅滞之嫌。至于任之承浆也，督之脊中也，手之少冲，足之涌泉也，是皆犹之少商焉，而灸之过多，则致伤矣，脊背之膏肓也，腹中之中脘也，足之三里，手之曲池也，是皆犹之章门焉，而灸之愈多，则愈善矣。所谓灸法之数，此非其仿佛者耶！夫有针灸，则必有会数法之全，有数法则必有所定之穴。而奇穴者，则又旁通于正穴之外，以随时疗症者也。而其数维何？吾尝考之《图经》，而知其七十有九焉，以鼻孔则有迎香，以鼻柱则有鼻准，以耳上则有耳尖，以舌下则有金津、玉液，以眉间则有鱼腰，以眉后则有太阳，以手大指则有骨空，以手中指则有中魁。至于八邪、八风之穴，十宣、五虎之处，二白、肘尖、独阴、囊底、鬼眼、髋骨、四缝、中泉、四关，凡此皆奇穴之所在。而九针之所刺者，刺以此也；灸法之所施者，施以此也。苟能即此以审慎之，而临症定穴之余，有不各得其当者乎？虽然，此皆迹也，而非所以论于数法奇正之外也。圣人之情，因数以示，而非数之所能拘；因法以显，而非法之所能泥；用定穴以垂教，而非奇正之所能尽，神而明之，亦存乎其人焉耳。故善业医者，苟能旁通其数法之原，冥会其奇正之奥，时可以针而针，时可以灸而灸，时可以补而补，时可以泻而泻，或针灸可并举，则并举之，或补泻可并行，则并行之，治法因乎人，不因乎数，变通随乎症，不随乎法，定穴主乎心，不主乎奇正之陈迹。譬如老将用兵，运筹攻守，坐作进退，皆运一心之神以为之。而凡鸟占云祲、金版六韬之书，其所具载方略，咸有所不拘焉。则兵惟不动，动必克敌；医惟不施，施必疗疾。如是虽谓之无法可也，无数可也，无奇无正亦可也，而有不足以称神医于天下也哉！管见如斯，惟执事进而教之！

**针有浅深策**

问：病有先寒后热者，先热后寒者，然病固有不同，而针刺之法，其亦有异乎？请试言之！

对曰：病之在夫人也，有寒热先后之殊，而治之在吾人也，有同异后先之辨。盖不究夫寒热之先后，则谬焉无措，而何以得其受病之源；不知同异之后先，则漫焉无要，而何以达其因病之治。此寒热之症，得之有先后者，感于不正之气，而适投于腠理之中。治寒热之症，得之有后先者，乘其所致之由，而随加以补泻之法，此则以寒不失之惨，以热则不过于灼，而疾以之而愈矣。是于人也，宁不有济矣乎？请以一得之愚，以对扬明间之万一，何如？盖尝求夫人物之所以生也，本之于太极，分之为二气，其静而阴也，而复有阳以藏于其中；其动而阳也，而复有阴以根于其内。惟阴而根乎阳也，则往来不穷，而化生有体；惟阳而根乎阴也，则显藏有本，而化生有用。然而气之运行也，不能无愆和之异，而人之罹之也，不能无寒热之殊，是故有先寒后热者，有先热后寒者。先寒后热者，是阳隐于阴也，苟徒以阴治之，则偏于阴，而热以之益炽矣；其先热后寒者，是阴隐于阳也，使一以阳治之，则偏于阳，而寒以之益惨矣。夫热而益炽，则变而为三阳之症，未可知也。夫寒而益惨，则传而为三阴之症，未可知也。而治之法，当何如哉？吾尝考之《图经》，受之父师，而先寒后热者，须施以阳中隐阴之法焉。于用针之时，先入五分，使行九阳之数，如觉稍热，更进针令入一寸，方行六阴之数，以得气为应。夫如是，则先寒后热之病可除矣。其先热后寒者，用以阴中隐阳之法焉。于用针之时，先入一寸，使行六阴之数，如觉微凉，即退针，渐出五分，却行九阳之数，亦以得气为应。夫如是，则先热后寒之疾瘳矣。夫曰先曰后者，而所中有荣有卫之殊；曰寒曰热者，而所感有阳经阴经之异。使先热后寒者，不行阴中隐阳之法，则失夫病之由来矣，是何以得其先后之宜乎？如先寒后热者，不行阳中隐阴之法，则不达夫疾之所致矣，其何以得夫化裁之妙乎？抑论寒热之原，非天之伤人，乃人之自伤耳。经曰：邪之所凑，其气必虚。自人之荡真于情窦也，而真者危；丧志于外华也，而醇者漓；眩心于物牵也，而萃者涣；汩情于食色也，而完者缺；劳神于形役也，而坚者暇。元阳丧，正气亡，寒毒之气，乘虚而袭。苟能养灵泉于山下，出泉之时，契妙道于日落，万川之中，嗜欲浅而天机深，太极自然之体立矣。寒热之毒虽威，将无隙之可投也。譬如墙壁固，贼人乌得而肆其虐哉？故先贤有言曰：夫人与其治病于已病之后，孰若治病于未病之先，其寒热之谓欤？

# 卷之四

## 仰人腹穴尺寸图 以下俱《医统》

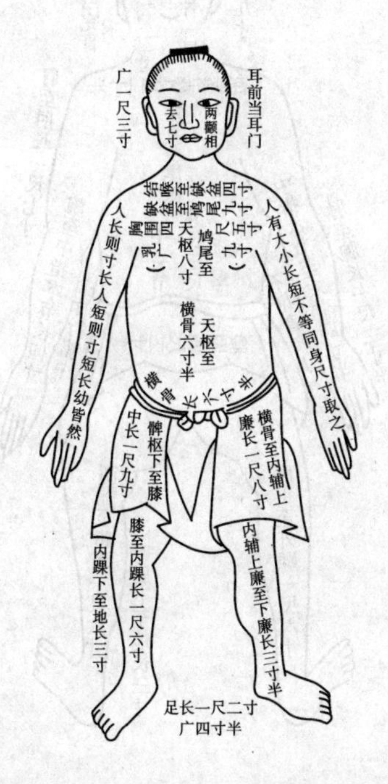

# 伏人背穴尺寸图

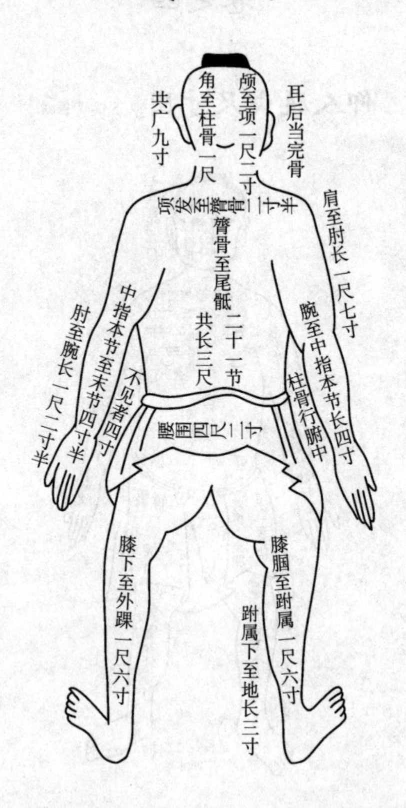
角至柱骨一尺
颅至项一尺二寸
耳后当完骨
共广九寸
项发至膂骨二寸半
膂骨至尾骶二十一节
共长三尺
肩至肘长一尺七寸
腕至中指本节长四寸
柱骨行腋中
中指本节至末节四寸半
不见者四寸
肘至腕长一尺二寸半
腰围四尺二寸
膝下至外踝一尺六寸
膝腘至跗属一尺六寸
跗属下至地长三寸

# 背部穴图

| 除脊三寸 | 除脊寸半 | | | | 除脊寸半 | 除脊三寸 |
|---|---|---|---|---|---|---|
| | | 大 | 1 | 椎 | | |
| | 大 | 陶 | 2 | 道 | 杼 | |
| 附 | 风 | | 3 | | 门 | 分 |
| 魄 | 肺 | 身 | 4 | 柱 | 俞 | 户 |
| 膏肓 | 厥阴 | | 5 | | 俞 | 俞 |
| 神 | 心 | 神 | 6 | 道 | 俞 | 堂 |
| 譩 | 督脉 | 灵 | 7 | 台 | 俞 | 譆 |
| 鬲 | 鬲 | 至 | 8 | 阳 | 俞 | 关 |
| | | | 9 | | | |
| 魂 | 肝 | | 10 | | 俞 | 门 |
| 阳 | 胆 | | 11 | | 俞 | 纲 |
| 意 | 脾 | 脊 | 12 | 中 | 俞 | 舍 |
| 胃 | 胃 | | 13 | | 俞 | 仓 |
| 肓 | 三焦 | 悬 | 14 | 枢 | 俞 | 门 |
| 志 | 肾 | 命 | 15 | 门 | 俞 | 室 |
| | 气海 | | 16 | | 俞 | |
| | 大肠 | 阳 | 17 | 关 | 俞 | |
| | 关元 | | 18 | | 俞 | |
| | 小肠 | | 19 | | 俞 | |
| 胞 | 膀胱 | | 20 | | 俞 | 肓 |
| 秩 | 中膂 | | 21 | | 俞 | 边 |
| | 白环 | | | | 俞 | |
| | 上 | | | | 髎 | |
| | 次 | 腰 | | 俞 | 髎 | |
| | 中 | | 长 | | 髎 | |
| | 下 | 会 | 强 | 阳 | 髎 | |

# 腹部穴图

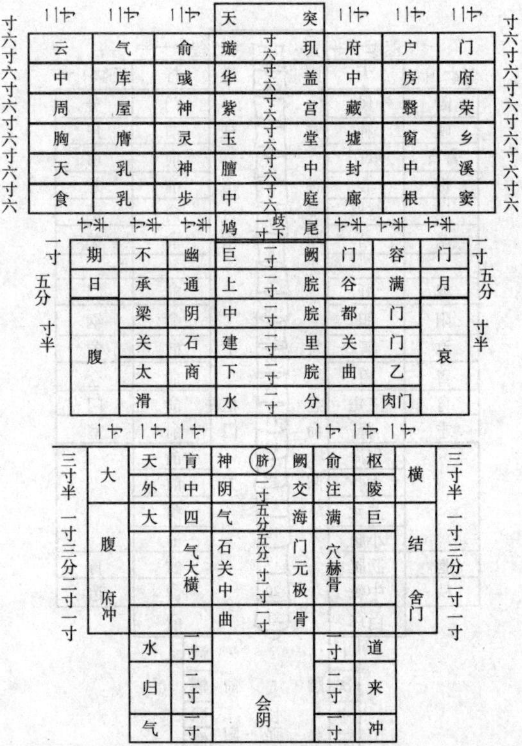

| | 二寸 | 二寸 | 二寸 | 天 | | 突 | 二寸 | 二寸 | 二寸 | |
|---|---|---|---|---|---|---|---|---|---|---|
| 寸六 | 云 | 气 | 俞 | 璇 | 寸六 | 玑 | 府 | 户 | 门 | 寸六 |
| 寸六 | 中 | 库 | 彧 | 华 | 寸六 | 盖 | 中 | 房 | 府 | 寸六 |
| 寸六 | 周 | 屋 | 神 | 紫 | 寸六 | 宫 | 藏 | 翳 | 荣 | 寸六 |
| 寸六 | 胸 | 膺 | 灵 | 玉 | 寸六 | 堂 | 墟 | 窗 | 乡 | 寸六 |
| 寸六 | 天 | 乳 | 神 | 膻 | 寸六 | 中 | 封 | 中 | 溪 | 寸六 |
| 寸六 | 食 | 乳 | 步 | 中 | 六 | 庭 | 廊 | 根 | 窦 | 六 |
| | 寸半 | 寸半 | 寸半 | 鸠 | 岐下一寸 | 尾 | 寸半 | 寸半 | 寸半 | |

| | | | | | | | | | |
|---|---|---|---|---|---|---|---|---|---|
| 一寸五分 | 期 | 不 | 幽 | 巨 | 一寸 | 阙 | 门 | 容 | 门 |
| | 日 | 承 | 通 | 上 | 一寸 | 脘 | 谷 | 满 | 月 |
| 寸半 | 腹 | 梁 | 阴 | 中 | 一寸 | 脘 | 都 | 门 | 哀 |
| | | 关 | 石 | 建 | 一寸 | 里 | 关 | 门 | |
| | | 太 | 商 | 下 | 一寸 | 脘 | 曲 | 乙 | |
| | | 滑 | | 水 | 一寸 | 分 | | 肉门 | |
| | | 一寸 | 一寸 | 一寸 | | | 一寸 | 一寸 | 一寸 |

| | | | | | | | | | | |
|---|---|---|---|---|---|---|---|---|---|---|
| 三寸半 | 大 | 天 | 肓 | 神 | 脐 | 阙 | 俞 | 枢 | 横 | 三寸半 |
| | | 外 | 中 | 阴 | 二寸 | 交 | 注 | 陵 | | |
| 一寸三分 | | 大 | 四 | 气 | 五分 | 海 | 满 | 巨 | 结 | 一寸三分 |
| 二寸 | 腹 | | 气大横 | 石关 | 五分二寸 | 门元 | 穴赫骨 | | | 二寸 |
| 一寸 | 府冲 | | | 中曲 | 一寸一寸 | 极骨 | | | 舍门 | 一寸 |
| | | 水 | 一寸 | | | | 一寸 | 道 | | |
| | | 归 | 二寸 | | 会阴 | | 二寸 | 来 | | |
| | | 气 | 一寸 | | | | 一寸 | 冲 | | |

## 背部穴俞歌《医统》

二节大椎，风门肺俞，厥阴心督，肝膈胆脾，胃俞三焦，肾俞气海，大肠关元，小肠膀俞，中膂白环，上次中下，膏肓患门，四花六穴，腰俞命门，穴皆可彻。

## 腹部中穴歌

天突璇玑，华盖紫宫，玉堂膻中，中庭鸠尾，巨阙上脘，中脘建里，下脘水分，神阙交海，石门关元，中极曲骨，膀门二寸，夹脐天枢，期章二门，不可不知。

## 头　部

前发际至后发际，折作十二节，为一尺二寸，前发际不明者，取眉心直上行三寸；后发际不明者，取大椎上行三寸；前后俱不明者，折作一尺八寸，头部直寸并依此法取。眼内眦角至外眦角为一寸。头部横穴并依此穴寸法取。

神庭穴至曲差穴，曲差穴至本神穴，本神穴至头维穴各一寸半，自神庭至头维共四寸半。

## 背 部

大椎至尾骶骨穴，共计二十一椎，通作三尺。故谓人为三尺之躯者，此也。

上七椎，每椎一寸四分一厘，共九寸八分七厘。中七椎，每椎一寸六分一厘，共一尺一寸二分七厘，下七椎，每椎一寸二分六厘，共八寸八分二厘。

第二行，夹脊各一寸半，除脊一寸，共折作四寸，分两旁。

第三行，夹脊各三寸，除脊一寸，共折作七寸，分两旁。

## 腹　部

膺部腹部横寸，并用对乳间横折作八寸。膺腹横寸取穴悉依上法。直寸取穴，依中行心蔽骨下至脐，共折八寸。人无蔽骨者，取歧骨下至脐心，共折九寸取之。脐下至毛际横骨，折作五寸。天突至膻中，折作八寸，下行一寸六分为中庭，上取天突，下至中庭，共折九寸六分。

## 中指同身寸图

手足部并背部横寸，并用中指寸取之。

男左女右手，中指第二节内廷，两横纹头相去为一寸。取稻秆心量，或用薄篾量，皆易折，而不伸缩为准。用绳则伸缩不便，故多不准。

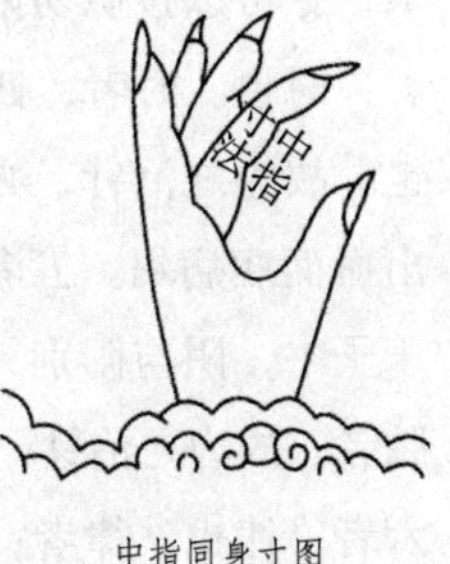


中指同身寸图

# 《素问》九针论

岐伯曰：圣人之起天地之数也，一而九之，故以主九野。九而九之，九九八十一，以起黄钟数焉。以针应九数也，何以言之？一者天也，天者阳也。五脏之应天者肺，肺者，五脏六腑之华盖也；皮者，肺之合也，人之阳也，故为之治针，必大其头而锐其末，令毋得深入而阳气出。二者，地也。人之所以应土者肉也，故为之治针，必筒其身而圆其末，令毋得伤肉分，伤则气得竭。三者，人也。人之所以成生者，血脉也。故为之治针，必大其身而圆其末，令可以按脉勿陷，以致其气，令邪气独出。四者，时也。时者，四时八风之客于经络中为瘤病者也。故为之治针，必筒其身而锋其末，令可以泻热出血而痼病竭。五者，音也。音者，冬夏之分，分于子午，阴与阳别，寒与热争，两气相搏，合为痈脓者。故为之治针，必令其末如剑锋，可以取大脓。六者，律也。律者，调阴阳四时而合十二经脉，虚邪客于经络，而为暴痹者。故为之治针，必令尖如氂，且圆且锐，中身微大，以取暴气。七者，星也。星者，人之七窍，邪之所客于经而为痛痹，舍于经络者也。故为之治针，令尖如蚊虻喙，静以徐往，微以久留，正气因之，真邪俱往，出针而养者也。八者，风也。风者，人之股肱八节也。八正之虚风，八风伤人，内舍于骨解腰脊节腠之间为深痹也。故为之治针，必长其身，锋其末，可以取深邪远痹。九者，野也。野者，人之节解皮肤之间也。淫邪流溢于身，如风水之状而溜，不能过于机关大节者也。故为之治针，令尖如梃，其锋微圆，以取大气之不能过于关节者也。一天、二地、三人、四时、五音、六律、七星、八风、九野，身形亦应之。针有所宜，故曰九针。人皮应天，人肉应地，人脉应人，人筋应时，人声应音，人阴阳合气应律，人齿面目应星，人出入气应风，人九窍三百六十五节应野。故一针皮，二针肉，三针脉，四针五脏筋，五针骨，六针调阴阳，七针应精，八针除风，九针通九窍，除三百六十五节气。此之谓有所主也。

# 九针式

帝曰：针之长短有数乎？岐伯对曰：一曰镵针，取法于巾针，头大末锐，末平半寸，卒锐之，长一寸六分。二曰圆针，取法于絮针，筒其身而卵其锋，针如卵形，圆其末，长一寸六分。三曰鍉针鍉，音低，取法于黍粟之锐，长三寸半。四曰锋针，取法于絮针，筒其身，锋其末，刃三隅，长一寸六分。五曰铍针，取法于剑锋，末如剑，广二寸半，长四寸。六曰圆利针，取法于氂针，且圆且锐，微大其末，反小其身，又曰中身微大，长一寸六分。七曰毫针，取法于毫毛，尖如蚊虻喙，长三寸六分。八曰长针，取法于綦针，锋利身薄，长七寸。九曰火针，取法于锋针，尖如梃，其锋微圆，长四寸。此九针之长短也。

# 九针图

镵针　平半寸，长一寸六分，头大末锐，病在皮肤，刺热者用此。今之名箭头针是也。

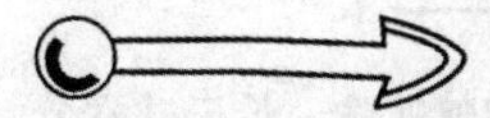

圆针　其身圆，锋如卵形，长一寸六分，揩摩分肉用此。

锟针　其锋如黍粟之锐，长三寸五分，脉气虚少用此。

锋针　其刃三隅，长一寸六分，发痼疾刺大者用此。今之所谓三棱针是也。

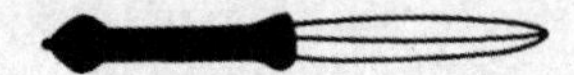

铍针　一名铍针。末如剑锋，广二寸半，长四

寸，破痈肿出脓。今名剑针是也。

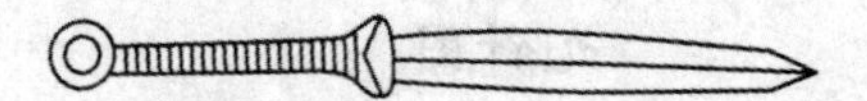

圆利针　尖如氂，且圆且利，其末微大，长一寸六分，取暴痹刺小者用此。

毫针　法象毫，尖如蚊虻喙，长三寸六分，取痛痹刺寒者用此。

长针　锋如利，长七寸，痹深居骨解腰脊节腠之间者用此。今之名跳针是也。

火针　一名燔针，长四寸，风虚肿毒，解肌排毒用此。

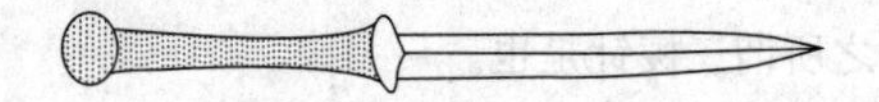

## 制针法

《本草》云：马衔铁无毒。《日华子》云：古旧铤者好，或作医工针。

按：《本草》柔铁即熟铁，有毒，故用马衔则无毒。以马属午，属火，火克金，解铁毒，故用以作针。古曰“金针”者，贵之也。又金为总名，铜、铁、金、银之属皆是也。若用金针更佳。

## 煮针法

先将铁丝于火中煅红，次截之，或二寸，或三寸，或五寸，长短不拘。次以蟾酥涂针上，仍入火中微煅，不可令红，取起，照前涂酥，锻三次。至第三次，乘热插入腊肉皮之里、肉之外。将后药先以水三碗煎沸，次入针肉在内，煮至水干，倾于水中，待冷，将针取出。于黄土中插百余下，色明方佳，以去火毒。次以铜丝缠上，其针尖要磨圆，不可用尖刃。

麝香五分、胆矾、石斛各一钱、穿山甲、当归尾、朱砂、没药、郁金、川芎、细辛各三钱、甘草节、沉香各五钱、磁石一两，能引诸药入铁内。

又法：用乌头、巴豆各一两，硫黄、麻黄各五钱，木鳖子、乌梅各十个，同针入水，用磁罐内煮一日，洗择之，再用止痛没药、乳香、当归、花乳石各半两，又如前水煮一日，取出，用皂角水洗，再于犬肉内煮一日，仍用瓦屑打磨净，端直，用松子油涂之，常近人气为妙。

## 暖针

《素问》遗篇注云：用圆利针、长针，未刺之时，先口内温针，暖而用之。又曰：毫针于人近体，暖针至温方刺。

按：口体温针，欲针入经络，气得温而易行也。今或投针于热汤中，亦此意耳。口温与体温微有不同，口温者针头虽热，而柄尚寒，不若着身温之，则针通身皆热矣。

## 火针

火针即焠针，频以麻油蘸其针，灯上烧令通红，用方有功。若不红，不能去病，反损于人。烧时令针头低下，恐油热伤手，先令他人烧针，医者临时用之，以免手热。先以墨点记穴道，使针时无差。火针甚难，须有临阵之将心，方可行针。先以左手按穴，右手用针，切忌太深，恐伤经络，太浅不能去病，惟消息取中耳。凡行火针，必先安慰病人，令勿惊惧。较之与灸一般，灸则疼久，针则所疼不久，一针之后，速便出针，不可久留，即以左手速按针孔，则能止疼。人身诸处皆可行火针，惟面上忌之。火针不宜针脚气，反加肿痛，宜破痈疽发背，溃脓在内，外面皮无头者。但按毒上软处以溃脓；其阔大者，按头尾及中以墨点记，宜下三针，决破出脓，一针肿上，不可按之，即以手指从两旁捺之，令脓随手而出；或肿大脓多，针时须侧身回避，恐脓射出污身也。

## 温　针

王节斋曰：近有为温针者，乃楚人之法。其法针穴上，以香白芷作圆饼，套针上，以艾灸之，多以取效。然古者针则不灸，灸则不针，夫针而加灸，灸而且针，此后人俗法。此法行于山野贫贱之人，经络受风寒致病者，或有效，只是温针通气而已，于血宜衍，于疾无与也。古针法最妙，但今无传，恐不得精高之人，误用之则危拙出于顷刻。惟灸得穴，有益无害，允宜行之。

近见衰弱之人，针灸并用，亦无妨。

## 治折针法

用磁石即吸铁石引其肉中，针即出。

用象牙屑碾细，水和涂上即出。

用车脂成膏子，摊纸上如钱大，日换三五次，即出。

用乌翎三五枝，火炙焦为末，好醋调成膏，涂上，纸盖一二次，其针自出。

用腊姑脑子，捣烂涂上即出。

用硫黄研细，调涂上，以纸花贴定，觉痒时，针即出。

用双杏仁捣烂，以鲜脂调匀，贴针疮上，针自出。倘经络有伤，脓血不止，用黄芪、当归、肉桂、木香、乳香、沉香，别研绿豆粉糊丸，每五十丸，热水服之。

## 《内经》补泻《素问》

帝曰：余闻刺法，有余者泻之，不足者补之。岐伯曰：百病之生，皆有虚实，而补泻行焉。泻虚补实，神去其室，致邪失正，真不可定，粗之所败，谓之夭命。补虚泻实，神归其室，久塞其空，谓之良工。

凡用针者，随而济之，迎而夺之。虚则实之，满则泻之，菀陈则除之，邪盛则虚之。徐而疾则实，疾而徐则虚。言实与虚，若有若无。察后与先，若存若亡，为虚与实，若得若失。虚实之要，九针最妙。补泻之时，以针为之。泻曰迎之，必持纳之，放而出之，排阳得针，邪气得泄。按而引针，是谓内温，血不得散，气不得出也，补曰随之，随之之意，若忘若行若按，如蚊虻止，如留还，去如弦绝，令左属右，其气故止。外门已闭，中气乃实，必无留血，急取诛之。

刺之而气不至，无问其数；刺之而气至，乃去之，勿复针。

针有悬布天下者五：一曰治神，二曰知养身，三曰知毒药，四曰制砭石大小，五曰知五脏血气之诊。五法俱立，各有所先。今末世之刺也，虚者实之，满者泄之，此皆众工所共知也。若夫法天则地，随应而动，和之者若响，随之者若影，道无鬼神，独来独往。帝曰：愿闻其道？岐伯曰：凡刺之真，必先治神，五脏已定，九候已备，后乃存针。众脉不见，众凶弗闻，外内相得，无以形先，可玩往来，乃施于人。人有虚实，五虚勿近，五实勿远。至其当发，间不容瞚。手动若务，针耀而匀，静意视义，观适之变，是谓冥冥。莫知其形，见其乌乌，见其稷稷，从见其飞，不知其谁。伏如横弩，起如发机。

刺虚者须其实，刺实者须者虚。经气已至，慎守勿失，浅深在志，远近若一，如临深渊，手如握虎，神无营于众物，义无邪下，必正其神。

小针之要，易陈而难入。粗守形，上守神，神乎神，客在门。未睹其疾，恶知其原。刺之微，在速迟。粗守关，上守机，机之动，不离其空。空中之机，清净而微，其来不可逢，其往不可追。知机之道者，不可挂以发。不知机道，扣之不发，知其往来，要与之期，粗之暗乎。妙哉，工独有之。往者为逆，来者为顺，明知逆顺，正行无问，迎而夺之，恶得无虚？随而济之，恶得无实？迎之随之，以意和之，针道毕矣。

凡用针者，虚则实之，满则泄之，菀陈则除之，邪盛则虚之。大要曰：持针之道，坚者为主，正指直刺，无针左右，神在秋毫，属意病者。审视血脉，刺之无殆。方刺之时，必在悬阳，及与两卫。神属勿去，知病存亡。血脉者在腧横居，视之独澄，切之独坚。

刺虚则实之者，针下热也，气实乃热也。满则泄之者，针下寒也。菀陈则除之者，出恶血也。邪盛则虚之者，出针勿按也。徐而疾则实者，徐出针而疾按之也。疾而徐则虚者，疾出针而徐按之也。言实与虚者，察血气多少也。若有若无者，疾不可知也。察后与先者，知病先后也。若存若亡者，脉时有无也。为虚与实者，工勿失其法也。若得若失者，离其法也。虚实之要，九针最妙者，谓其各有所宜也。补泻之时者，与气开阖相合也。九针之名各不同形者，针穷其所当补泻也。刺实须其虚者，留针阴气隆至，乃去针也。刺虚须其实者，阳气隆至，针下热，乃去针也。经气已至慎守勿失者，勿变更也。浅深在志者，知病之内外也。远近如一者，浅深其候等也。如临深渊者，不敢坠也。手如握虎者，欲其壮也。神无营于众物者，静志观病人，无左右视也。义无邪下者，欲端以正也。必正其神者，欲瞻病人目，制其神，令气易行也。

所谓易陈者，易言也。难入者，难著于人也。粗守形者，守刺法也。上守神者，守人之血气有余不足，可补泻也。神客者，正邪共会也。神者，正气也。客者，邪气也。在门者，邪循正气之所出入也。未睹其疾者，先知邪正何经之疾也。恶知其原者，先知何经之病，所取之处也。刺之微在速迟者，徐疾之意也。粗守关者，守四肢而不知血气正邪之往来也，上守机者，知守气也。机之动不离其空者，知气之虚实，用针之徐疾也。空中之机清净而微者，针以得气，密意守气勿失也。其来不可逢者，气盛不可补也。其往不可追者，气虚不可泻也。不可挂以发者，言气易失也。扣之不发者，言不知补泻之义。血气已尽，而气不下也。知其往来者，知气之逆顺盛虚也。要与之期者，知气之可取之时也。粗之暗者，冥冥不知气之微密也。妙哉，工独有之者，尽知针意也。往者为逆者，言气之虚而小，小者逆也。来者为顺者，言形气之平，平者顺也。明知逆顺正行无问者，言知所取之处也。逆而夺之者，泻也。随而济之者，补也。所谓虚则实之者，气口虚而当补之也。满则泄之者，气口盛而当泻之也。菀陈则除之者，去血脉也，邪盛则虚之者，言诸经有盛者，皆泻其邪也。徐而疾则实者，言徐纳而疾出也。疾而徐则虚者，言疾纳而徐出也。言实与虚，若有若无者，言实者有气，虚者无气也。察后与先，若存若亡者，言气之虚实，补泻之先后，察其气之已下与常存也。为虚与实，若得若失者，言补者佖然若有得也，泻者恍然若有失也。

是故工之用针也，知气之所在，而守其门户，明于调气补泻所在，徐疾之意，所取之处。泻必用圆，切而转之，其气乃行，疾而徐出，邪气乃出，伸而逆之，摇大其穴，气出乃疾。补必用方，外引其皮，令当其门，左引其枢，右推其肤，微旋而徐推之，必端以正，安以静，坚心无解，欲微以留，气下而疾出之，推其皮，盖其外门，神气乃存，用针之要，无忘其神。

泻必用方者，以气方盛也，以月方满也，以日方温也，以身方定也，以息方吸而纳针；乃复候其方吸而转针，乃复候其方呼而徐引针，故曰泻。补必用圆者，圆者行也；行者移也。刺必中其荣，复以吸排针也，故圆与方非针也。

泻实者，气盛乃纳针，针与气俱纳，以开其门如利其户，针与气俱出，精气不伤，邪气乃下，外门不闭，以出其实，摇大其道如利其路，是谓大泻。必切而出，大气乃屈，持针勿置，以定其意，候呼纳针，气出针入，针孔四塞，精无从出，方实而疾出针，气入针出，热不得还，闭塞其门，邪气布散，精气乃得存，动气候时，近气不失，远气乃来，是谓追之。

吸则纳针，无令气忤，静以久留，无令邪布。吸则转针，以得气为故，候呼引针，呼尽乃出，大气皆出，故命曰泻。扪而循之，切而散之，推而按之，弹而努之，爪而下之，通而取之，外引其门，以闭其神，呼尽纳针，静以久留，以气至为故，如待所贵，不知日暮，其气已至，适而自护，候吸引针，气不得出，各在所处，推阖其门，令神气存，大气留止，故命曰补。

补泻弗失，与天地一。经气已至，慎守勿失，浅深在志，远近如一，如临深渊，手如握虎，神无营于众物。持针之道，欲端以正，安以静，先知虚实，而行疾徐，左手执骨，右手循之，无与肉裹。泻欲端以正，补必闭肤，辅针导气，邪得淫泆，真气得居。

帝曰：捍皮开腠理奈何？岐伯曰：因其分肉，左别其肤，微纳而徐端之，适神不散，邪气得出。

知其气所在，先得其道，稀而疏之，稍深以留，故能徐入之。大热在上，推而下之，上者引而去之，视先痛者常先取之。大寒在外，留而补之。入于中者，从合泻之。上气不足，推而扬之。下气不足，积而从之。寒入于中，推而行之。

夫实者，气入也。虚者，气出也。气实者，热也。气虚者，寒也。入实者，左手开针孔也。入虚者，右手闭针孔也。

形气不足，病气有余，是邪盛也，急泻之。形气有余，病气不足，此阴阳俱不足也，不可刺；刺之则重不足，不足则阴阳俱竭，血气皆尽，五脏空虚，筋骨髓枯，老者绝灭，壮者不复矣。形气有余，病气有余，此谓阴阳俱有余也，急泻其邪，调其虚实。故曰有余者泻之，不足者补之，此之谓也。故曰刺不知逆顺，真邪相搏，满而补之，则阴阳四溢，肠胃充郭，肝肺内膜，阴阳相错；虚而泻之，则经脉空虚，血气竭枯，肠胃聂辟，皮肤薄者，毛腠夭焦，预知死期。

凡用针之类，在于调气。气积于胃，以通荣卫，各行其道，宗气留于海，其下者，经于气冲，其直者，走于息道。故厥在于足，宗气不下，脉中之血，流而不止，弗之火调，弗能取之。

散气可收，聚气可布，深居静处，占神往来，闭户塞牖，魂魄不散，专意一神，精气之分，毋闻人声，以收其精，必一其神，令志在针。浅而留之，微而浮之，以移其神，气至乃休。男内女外，坚拒勿出，谨守勿内，是谓得气。

刺之而气不至，无问其数，刺之而气至，乃去之，勿复针。针各有所宜，各不同形，各任其所为。刺之要，气至而有效，效之信，若风之吹云，明乎若见苍天，刺之道毕矣。

用针者，必先察其经络之虚实，切而循之，按而弹之，视其应动者，乃复取之而下之。六经调者谓之不病，虽病谓之自已。一经上实下虚而不通者，此必有横络盛加于大经，令之不通，视而泻之，此所谓解结也。上寒下热，先刺其项太阳久留之，已刺即熨项与肩胛，令热下合乃止，此所谓推而上之者也。上热下寒，视其脉虚而陷之于经者取之，气下乃止，此所谓引而下之者也。大热偏身，狂而妄见，妄闻妄语，视足阳明及大络取之，虚者补之，血而实者泻之。因其偃卧，居其头前，以两手四指夹按头动脉，久持之，卷而切推，下至缺盆中而复止如前，热去乃止，此所谓推而散之者也。

帝曰：余闻刺法言曰：有余者泻之，不足者补之，何谓有余？何谓不足？岐伯曰：有余有五，不足亦有五，帝欲何问？帝曰：愿尽闻之。岐伯曰：神有有余有不足，气有有余有不足，血有有余有不足，形有有余有不足，志有有余有不足，凡此十者，其气不等也。帝曰：人有精气津液，四肢九窍，五脏十六部，三百六十五节，乃生百病，百病之生，皆有虚实。今夫子乃言有余有五，不足亦有五，何以生之乎？岐伯曰：皆生于五脏也。夫心藏神，肺藏气，肝藏血，脾藏肉，肾藏志，而此成形。志意通，内连骨髓而成形五脏。五脏之道，皆出于经隧，以行血气。血气不和，百病乃变化而生，是故守经隧焉。帝曰：神有余不足何如？岐伯曰：神有余则笑不休，神不足则悲。血气未并，五脏安定，邪客于形，洒淅起于毫毛，未入于经络也。故命曰神之微。帝曰：补泻奈何？岐伯曰：神有余则泻其小络之穴出血，勿之深斥，无中其大经，神气乃平。神不足者，视其虚络，按而致之，刺而利之，无出其血，无泄其气，以通其经，神气乃平。帝曰：刺微奈何？岐伯曰：按摩勿释，着针勿斥，移气于不足，神气乃得复。帝曰：气有余不足奈何？岐伯曰：气有余则喘咳上气，不足则息利少气，血气未并，五脏安定，皮肤微病，命曰白气微泄。帝曰：补泻奈何？岐伯曰：气有条则泻其经隧，无伤其经，无出其血，无泄其气。不足则补其经隧，无出其气。帝曰：刺微奈何？岐伯曰：按摩勿释，出针视之曰：我将深之。适人必革，精气自伏，邪气散乱，无所休息，气泄腠理，真气乃相得。帝曰：血有余不足奈何？岐伯曰：血有余则怒，不足则恐，血气未并，五脏安定，孙络水溢，则经有留血。帝曰：补泻奈何？岐伯曰：血有余则泻其盛经，出其血；不足则补其虚经，纳针其脉中，久留而视，脉大疾出其针，无令血泄。帝曰：刺留血奈何？岐伯曰：视其血络，刺出其血，无令恶血得入于经，以成其疾。帝曰：形有余不足奈何？岐伯曰：形有余则腹胀，泾溲不利；不足则四肢不用，血气未并，五脏安定，肌肉蠕动，命曰微风。帝曰：补泻奈何？岐伯曰：形有余则泻其阳经，不足则补其阳络。帝曰：刺微奈何？岐伯曰：取分肉间，无中其经，无伤其络，卫气得复，邪气乃索。帝曰：志有余不足奈何？岐伯曰：志有余则腹胀飧泄，不足则厥，血气未并，五脏安定，骨节有动。帝曰：补泻奈何？岐伯曰：志有余则泻然骨之前出血，不足则补其复溜。帝曰：刺未并奈何？岐伯曰：即取之，无中其经，邪乃立虚。

血清气滑，疾泻之则气易竭；血浊气涩，疾泻之则经可通。

## 《难经》补泻《难经本义》

经言：虚者补之，实者泻之，不虚不实，以经取之，何谓也？然，虚者补其母，实者泻其子，当先补之，然后泻之。不虚不实，以经取之者，是正经自生病，不中他邪也，当自取其经，故言以经取之。

经言：春夏刺浅，秋冬刺深者，何谓也？然，春夏者，阳气在上，人气亦在上，故当浅取之。秋冬者，阳气在下，人气亦在下，故当深取之。

春夏各致一阴，秋冬各致一阳者，何谓也？然，春夏温，必致一阴者，初下针，沉之至肾肝之部，得气引持之阴也。秋冬寒，必致一阳者，初纳针，浅而浮之至心肺之部，得气推纳之阳也。是谓春夏必致一阴，秋冬必致一阳。

经言：刺荣无伤卫，刺卫无伤荣，何谓也？然，刺阳者，卧针而刺之；刺阴者，先以左手摄按所针荥输之处，气散乃纳针，是谓刺荣无伤卫，刺卫无伤荣也。

经言：能知迎随之气，可令调之，调气之方，必在阴阳，何谓也？然，所谓迎随者，知荣卫之流行，经脉之往来，随其逆顺而取之，故曰迎随。调气之方，必在阴阳者，知其内外表里，随其阴阳而调之，故曰调气之方，必在阴阳。

诸井者，肌肉浅薄，气少不足使也。刺之奈何？然，诸井者木也，荥者火也。火者木之子，当刺井者，以荥泻之。故经言补者，不可以为泻；泻者，不可以为补。此之谓也。

经言：东方实，西方虚，泻南方，补北方，何谓也？然，金木水火土，当更相平。东方木也，西方金也，木欲实，金当平之。水欲实，土当平之。土欲实，木当平之。金欲实，火当平之。水欲实，土当平之。东方肝也，则知肝实。西方肺也，则知肺虚。泻南方火，补北方水。南方火，火者木之子也，北方水，水者木之母也，水胜火，子能令母实，母能令子虚，故泻火补水，欲令金不得平木也。经曰：不能治其虚，何问其余。此之谓也。

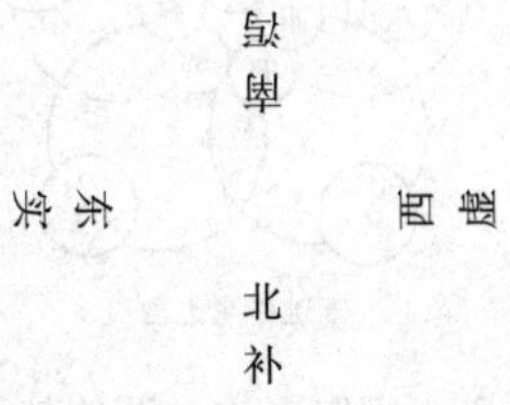

金不得，“不”字疑衍。谓泻火以抑木，补水以济金，欲令金得平木。一云：泻火补水，而旁治之，不得径以金平木。

南泻
东实
西虚
北补

补水泻火之图

火者木之子，子能令母实。谓子有余则不食于母。今泻南方者，夺子之气，使之食母也。金者，水之母，母能令子虚，谓母不足则不能荫其子。今补北方者，益子之气，则不至食其母也。此与《八十一难》义正相发，其曰不能治其虚，安问其余，则隐然实实虚虚之意也。

经言：上工治未病，中工治已病，何谓也？然，所谓治未病者，见肝之病，则知肝当传之于脾，故先实其脾气，无令得受肝之邪，故曰治未病焉。中工见肝之病，不晓相传，但一心治肝，故曰治已

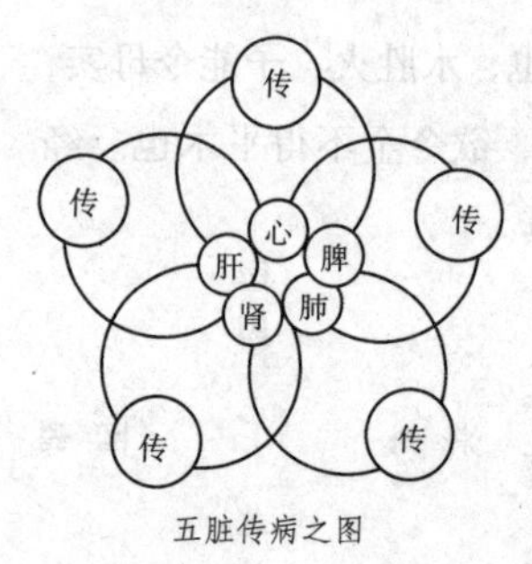

五脏传病之图

病也。

心病传肺，肺传肝，肝传脾，脾传肾，肾传心，心复传肺。七传者死，谓传其所胜也。

心病传脾，脾传肺，肺传肾，肾传肝，肝传心。间脏者生，谓传其子也。

何谓补泻？当补之时，何所取气？当泻之时，何所置气？然，当补之时，从卫取气，当泻之时，从荣置气。其阳气不足，阴气有余，当先补其阳，而后泻其阴。阴气不足，阳气有余，当先补其阴，而后泻其阳。荣卫通行，此其要也。

针有补泻，何谓也？然，补泻之法，非必呼吸出纳针也。知为针者信其左，不知为针者信其右。当刺之时，必先以左手压按所针荥输之处，弹而努之，爪而下之，其气之来，如动脉之状，顺针而刺之，得气，推而纳之是谓补；动而伸之是谓泻。不得气，乃与男外女内。不得气，是谓十死不治也。

信其左，谓善针者，信用左手，不知针法者，自左手起也。

经言：迎而夺之，恶得无虚？随而济之，恶得无实？虚之与实，若得若失。实之与虚，若有若无，何谓也？然，迎而夺之者，泻其子也；随而济之者，补其母也。假令心病泻手心主输，是谓迎而夺之者也。补手心主井，是谓随而济之者也。所谓实之与虚者，牢濡之意也。气来实牢者为得，濡虚者为失，故曰若得若失也。

经言：有见如入，有见如出者，何谓也？然，所谓有见如入者，谓左手见气来至，乃纳针；针入见气尽乃出针，是谓有见如入，有见如出也。

经言：无实实虚虚，损不足而益有余。是寸口脉耶？将病自有虚实耶？其损益奈何？然，是病非谓寸口脉也，谓病自有虚实也。假令肝实而肺虚，肝者木也，肺者金也，金木当更相平，当知金平木。假令肺实而肝虚微少气，用针不补其肝，而反重实其肺，故曰实实虚虚，损不足而益有余，此者中工之所害也。

# 《神应经》补泻《本经》

### 泻诀直说

宏纲陈氏曰：取穴既正，左手大指掐其穴，右手置针于穴上，令患人咳嗽一声，随咳纳针至分寸，候数穴针毕，停少时，用右手大指及食指持针，细细动摇，进退搓捻其针，如手颤之状，谓之催气。约行五六次，觉针下气紧，却用泻法。如针左边，用右手大指、食指持针，以大指向前，食指向后，以针头轻提往左转。如有数针，俱依此法。俱转毕，仍用右手大指、食指持针，却用食指连搓三下谓之飞。仍轻提往左转，略退针半分许，谓之三飞一退。依此法行至五六次，觉针下沉紧，是气至极矣。再轻提往左转一二次。如针右边，以左手大指、食指持针，以大指向前，食指向后，依前法连搓三下，轻提针头向右转，是针右边泻法。欲出针时，令病人咳嗽一声，随咳出针，此之谓泻法也。

**补诀直说**

凡人有疾，皆邪气所凑，虽病人瘦弱，不可专行补法。经曰：邪之所凑，其气必虚。如患赤目等疾，明见其为邪热所致，可专行泻法；其余诸疾，只宜平补平泻。须先泻后补，谓之先泻邪气，后补真气，此乃先师不传之秘诀也。如人有疾，依前用手法催气取气，泻之既毕，却行补法：令病人吸气一口，随吸转针，如针左边，捻针头转向右边，以我之右手大指、食指持针，以食指向前，大指向后，仍捻针深入一二分，使真气深入肌肉之分；如针右边，捻针头转向左边，以我之左手大指、食指持针，以食指向前，大指向后，仍捻针深入一二分。如有数穴，依此法行之。既毕，停少时，却用手指于针头上轻弹三下。如此三次，仍用我左手大指、食指持针，以大指连搓三下谓之飞，将针深进二分，以针头向左边，谓之一进三飞。依此法行至五六次，觉针下沉紧，或针下气热，是气至足矣。令病人吸气一口，随吸出针，急以手按其穴，此谓之补法也。

凡针背腹两边穴，分阴阳经补泻：针男子背上中行，左转为补，右转为泻。腹上中行，右转为补，左转为泻；女人背中行，右转为补，左转为泻；腹中行，左转为补，右转为泻。盖男子背阳腹阴，女子背阴腹阳故也。

## 南丰李氏补泻《医学入门》

《图注难经》云：手三阳，从手至头，针芒从外，往上为随，针芒从内，往下为迎；足三阳，从头至足，针芒从内，往下为随，针芒从外，往上为迎。足三阴，从足至腹，针芒从外，往上为随，针芒从内，往下为迎；手三阴，从胸至手，针芒从内，往下为随，针芒从外，往上为迎。大要以子午为主，左为阳从子至午，左行为补，右为阴从午至子，右行为泻，阳主进，阴主退，手为阳左手为纯阳，足为阴右足为纯阴。左手阳经，为阳中之阳，左手阴经，为阳中之阴。右手阳经，为阴中之阳，右手阴经，为阴中之阴。右足阴经，为阴中之阴，右足阳经，为阴中之阳。左足阴经，为阳中之阴，左足阳经，为阴中之阳。今细分之，病者左手阳经，以医者右手大指进前盐指退后，呼之为随午后又以大指退后为随。进前即经之从外，退后即经之从内，退后吸之为迎。病者左手阴经，以医者右手大指退后，吸之为随，进前呼之为迎。病者右手阳经，以医者右手大指退后，吸之为随，进前呼之为迎。病人右手阴经，以医者右手大指进前，呼之为随，退后吸之为迎。病者右足阳经，以医者右手大指进前，呼之为随，退后吸之为迎。病者右足阴经，以医者右手大指退后，吸之为随，进前呼之为迎。病者左足阳经，以医者右手大指退后，吸之为随，进前呼之为迎。病者左足阴经，以医者右手大指进前，呼之为随，退后吸之为迎。男子午前皆然，午后与女人反之。

手上阳进阴退，足上阳退阴进，合六经起止故也。凡针起穴，针芒向上气顺行之道；凡针止穴，针芒向下气所止之处。左外右内，令气上行；右外左内，令气下行。或问午前补泻，与午后相反，男子补泻，与女人相反。盖以男子之气，早在上而晚在下；女人之气，早在下而晚在上，男女上下，平腰分之故也。至于呼吸，男女人我皆同，何亦有阴阳之分耶？盖有自然之呼吸，有使然之呼吸，入针出针，使然之呼吸也。转针如待贵人，如握虎尾，候其自然呼吸。若左手足候其呼而先转，则右手足必候其吸而后转之；若右手足候其吸而先转，则左手足必候其呼而后转之，真阴阳一升一降之消息也。故男子阳经午前以呼为补，吸为泻；阴经以吸为补，呼为泻，午后反之。女人阳经午前以吸为补，呼为泻；阴经以呼为补，吸为泻，午后亦反之。或者又曰：补泻必资呼吸，假令尸厥中风，不能使之呼吸者，奈何？曰：候其自然之呼吸而转针，若当吸不转，令人以手掩其口鼻，鼓动其气可也。噫！补泻提插，分男女早晚，其理深微。原为奇经，不拘十二经常度，故参互错综如是。若流注穴，但分左右阴阳可也。尝爱《雪心歌》云：如何补泻有两般，盖是经从两边发，古人补泻左右分，今人乃为男女别。男女经脉一般生，昼夜循环无暂歇，此诀出自梓桑君，我今授汝心已雪。此子午兼八法而后全也。

然补泻之法，非必呼吸出纳针也。有以浅深言者，经言：春夏宜浅，秋冬宜深；有以荣卫言者，经言：从卫取气，从荣置气。

补则从卫取气，宜轻浅而针，从其卫气随之于后，而济益其虚也。泻则从荣弃置其气，宜重深而刺，取其荣气迎之于前，而泻夺其实也。然补之不可使太实，泻之不可使反虚，皆欲以平为期耳。又男子轻按其穴而浅刺之，以候卫气之分；女子重按其穴而深刺之，以候荣气之分。

有以虚实言者，经言：虚则补其母，实则泻其子。此迎随之概也。

凡针逆而迎夺，即泻其子也。如心之热病，必泻于脾胃之分；针顺而随济，即补其母也。如心之虚病，必补于肝胆之分。

飞经走气，亦不外于子午迎随。

凡言九者，即子阳也；六者，即午阴也。但九六数有多少不同，补泻提插皆然。言初九数者，即一九也，少停又行一九，少停又行一九，三次共二十七数，或四九三十六数；言少阳数者，七七四十九数，亦每次七数，略停；老阳数者，九九八十一数，每次二十七数，少停，共行三次。言初六数者，即一六也，少停又行一六，少停又行一六，三次共一十八数；言少阴数者，六六三十六数，每次一十八数，略停再行一次；言老阴数者，八八六十四数，每次八数，略停。或云：子后宜九数补阳，午后宜六数补阴。阴日刺阳经，多用六数补阴；阳日刺阴经，多用九数补阳。此正理也，但见热症即泻，见冷症即补，权也，活法也。

**经言：知为针者信其左，不知为针者信其右。当刺之时，**

先将同身寸法比穴，以墨点记；后令患人饮食端坐，或偃卧。缓病必待天气温晴，则气易行；急病如遇大雷雨，亦不敢针。夜晚非急病，亦不敢针。若空心立针必晕。

**必先以左手压按所针荥输之处。**

阳穴，以骨侧陷处按之酸麻者为真；阴穴，按之有动脉应手者为真。

**切而散之，爪而下之；**

切者，以手爪掐按其所针之穴，上下四旁，令气血散。爪者，先以左手大指爪重掐穴上，亦令气血散耳。然后用右手盐指顶住针尾，以中指、大指紧执针腰，以无名指略扶针头，却令患人咳嗽一声，随咳下针，刺入皮内，撒手停针十息，号曰天才。少时再进针，刺入肉也，停针十息，号曰人才。少时再进针至筋骨之间，停针十息，号曰地才。此为极处，再停良久，却令患人吸气一口，随吸退至人部，审其气至未。如针下沉重紧满者，为气已至；若患人觉痛则为实，觉酸则为虚。如针下轻浮虚活者，气犹未至，用后弹努循扪引之；引之气犹不至，针如插豆腐者死。凡除寒热病，宜于天部行气；经络病，宜于人部行气；麻痹疼痛，宜于地部行气。

**弹而努之，扪而循之；**

弹者补也，以大指与次指爪相交而叠，病在上，大指爪轻弹向上；病在下，次指爪轻弹向下，使气速行，则气易至也。努者，以大指次指捻针，连搓三下，如手颤之状，谓之飞。补者入针飞之，令患人闭气一口，着力努之；泻者提针飞之，令患人呼之，不必着力，一法二用。气自至者，不必用此弹努。扪者，摩也，如痛处未除，即于痛处扪摩，使痛散也；复以飞针引之，除其痛也。又起针之时，以手按其穴，亦曰扪。循者，用手于所针部分，随经络上下循按之，使气往来，推之则行，引之则至是也。

**动而伸之，推而按之；**

动者转动也，推者推转也。凡转针太急则痛，太慢则不去疾。所谓推动，即分阴阳左转右转之法也。伸者提也，按者插也。如补泻不觉气行，将针提起空如豆许，或再弹二三下以补之。紧战者，连用飞法三下，如觉针下紧满，其气易行，即用通法。若邪盛气滞，却用提插，先去病邪，而后通其真气。提者自地部提至人部、天部；插者自天部插至人部、地部。病轻提插初九数，病重者或少阳数、老阳数，愈多愈好。或问：治病全在提插，既云急提慢按如冰冷，慢提急按火烧身。又云男子午前提针为热，插针为寒；午后提针为寒，插针为热。女人反之，其故何耶？盖提插补泻，无非顺阴阳也。午前顺阳性，提至天部则热；午后顺阴性，插至地部则热。《奇效良方》有诗最明。

补泻提插活法：凡补针，先浅入而后深入；泻针，先深入而后浅。凡提插，急提慢按如冰冷，泻也；慢提急按火烧身，补也。或先提插而后补泻，或先补泻而后提插，可也；或补泻提插同用亦可也。如治久患瘫痪，顽麻冷痹，遍身走痛及癞风寒疟，一切冷症，先浅入针，而后渐深入针，俱补老阳数，气行针下紧满，其身觉热带补，慢提急按老阳数，或三九而二十七数，即用通法，扳倒针头，令患人吸气五口，使气上行，阳回阴退，名曰进气法，又曰烧山火。

治风痰壅盛，中风，喉风，癫狂，疟疾，单热，一切热症，先深入针，而后渐浅退针，俱泻少阴数，得气觉凉带泻，急提慢按初六数；或三六一十八数，再泻再提，即用通法，徐徐提之，病除乃止，名曰透天凉。

治疟疾先寒后热，一切上盛下虚等症，先浅入针，行四九三十六数，气行觉热，深入行三六一十八数。如疟疾先热后寒，一切半虚半实等症，先深入针，行六阴数，气行觉凉渐退针，行九阳数，此龙虎交战法，俾阳中有阴，阴中有阳也。盖邪气常随正气而行，不交战，则邪不退而正不胜，其病复起。

治痃癖症瘕气块，先针入七分，行老阳数，气行便深入一寸，微伸提之，却退至原处，不得气，依前法再施，名曰留气法。

治水蛊膈气胀满，落穴之后，补泻调气均匀，针行上下，九入六出，左右转之，千遭自平，名曰子午捣臼。

治损逆赤眼，痈肿初起，先以大指进前捻入左，后以大指退后捻入右，一左一右，三九二十七数，得气向前，推转纳入，以大指弹其针尾，引其阳气，按而提之，其气自行，未应再施，此龙虎交腾法也。

杂病单针一穴，即于得气后行之，起针际行之亦可。

**通而取之，**

通者通其气也，提插之后用之。如病人左手阳经，以医者右手大指进前九数，却扳倒针头，带补以大指努力，针嘴朝向病处，或上或下，或左或右，执住，直待病人觉热方停。若气又不通，以龙虎龟凤、飞经接气之法，驱而运之。如病人左手阴经，以医者右手大指退后九数，却扳倒针头，带补以大指努力，针嘴朝病，执住，直待病人觉热方停。右手阳经，与左手阴经同法；右手阴经，与左手阳经同法；左足阳经，与右手阳经同法；左足阴经，与右手阴经同法；右足阳经，与左手阳经同法；右足阴经，与左手阴经同法。如退潮，每一次先补六，后泻九，不拘次数，直待潮退为度，止痛同此法。痒麻虚补，疼痛实泻，此皆先正推衍《内经》通气之法，更有取气、斗气、接气之法。取者，左取右，右取左，手取足，足取头，头取手足三阳，胸腹取手足三阴，以不病者为主，病者为应。如两手蜷挛，则以两足为应；两足蜷挛，则以两手为应。先下主针，后下应针，主针气已行而后针应针。左边左手左足同手法，右边亦然。先斗气、接气，而后取气，手补足泻，足补手泻，如搓索然。久患偏枯蜷挛甚者，必用此法于提插之后。徐氏曰：通气、接气之法，已有定息寸数，手足三阳，上九而下十四，过经四寸；手足三阴，上七而下十二，过经五寸。在乎摇动出纳，呼吸同法，上下通接，立时见功。所谓定息寸数者，手三阴经，从胸走手，长三尺五寸；手三阳经，从手走头，长五尺；足三阳经，从头走足，长八尺；足三阴经，从足走腹，长六尺五寸；阴阳两跷，从足走目，长七尺五寸；督脉长四尺五寸；任脉长四尺五寸。人一呼气行三寸，一吸气行三寸，一呼一吸，谓之一息。针下随其经脉长短，以息计之，取其气到病所为度。

一曰青龙摆尾：以两指扳倒针头朝病，如扶船舵，执之不转，一左一右，慢慢拨动九数，或三九二十七数，其气遍体交流。

二曰白虎摇头：以两指扶起针尾，以肉内针头轻转，如下水船中之橹，振摇六数，或三六一十八数。如欲气前行，按之在后；欲气后行，按之在前。二法轻病亦可行之，摆动血气。盖龙为气，虎为血，阳日先行龙而后虎，阴日先行虎而后龙。

三曰苍龟探穴：以两指扳倒针头，一退三进，向上钻剔一下，向下钻剔一下，向左钻剔一下，向右钻剔一下，先上而下，自左而右，如入土之象。

四曰赤凤迎源：以两指扶起针，插入地部，复提至天部，候针自摇，复进至人部，上下左右，四围飞旋，如展翅之状。病在上，吸而退之；病在下，呼而进之。又将大指爪从针尾刮至针腰，此刮法也。能移不忍痛，可散积年风，午后又从针腰刮至针尾。又云：病在上刮向上，病在下刮向下。有挛急者，频宜刮切、循摄二法，须连行三五次，气血各循经络，飞走之妙，全在此处，病邪从此退矣。放针停半时辰久，扶起针头，审看针下十分沉紧，则泻九补六；如不甚紧，则泻六补九，补泻后针活即摇而出之。摄者，用大指随经络上下切之，其气自得通行。

摇而出之，外引其门，以闭其神。

摇者退也。以两指拿针尾，向上下左右各摇振五七下，提二七下，能散诸风。出针直待微松，方可出针豆许。如病邪吸针，正气未复，再须补泻停待；如再难，频加刮切，刮后连泻三下；次用搜法，不论数横搜，如龙虎交腾，一左一右，但手更快耳，直搜一上一下，如捻法而不转，泻刮同前；次用盘法，左转九次，右转六次，泻刮同前；次用子午捣臼，子后慢提，午后略快些，缓缓提插，摇出应针，次出主针。补者吸之，急出其针，便以左手大指按其针穴，及穴外之皮，令针穴门户不开，神气内守，亦不致出血也。泻者呼之，慢出其针，勿令气泄，不用按穴。凡针起速，及针不停久待暮者，其病即复。

一、凡针晕者，神气虚也，不可起针，急以别针补之，用袖掩病人口鼻回气，内与热汤饮之即苏，良久再针。甚者，针手膊上侧筋骨陷中，即虾蟆肉上惺惺穴，或足三里穴，即苏。若起针，坏人。

二、凡针痛者，只是手粗，宜以左手扶住针腰，右手从容补泻。如又痛者，不可起针，令病人吸气一口，随吸将针捻活，伸起一豆即不痛。如伸起又痛，再伸起又痛，须索入针，便住痛。

三、凡断针者，再将原针穴边复下一针，补之即出，或用磁石引针出，或用药涂之。

嗟夫！神针肇自上古，在昔岐伯已叹失其传矣，况后世乎！尚赖窦、徐二氏，能因遗文，以究其意，俾来学有所悟，而识其梗概，括为四段，聊为初学开关救危之用，尚期四方智者裁之此补泻一段。其杂病穴法一段，见三卷。十四经穴歌一段，见六、七卷。治病要穴一段，见七卷。

补泻一段，乃庐陵欧阳之后所授，与今时师不同。但考《素问》，不曰针法，而曰针道，言针当顺气血往来之道也。又曰：凡刺者，必别阴阳。再考《难经图注》及徐氏云：左与右不同，胸与背有异，然后知其源流有自。盖左为阳，为升，为呼，为出，为提，为午前，为男子之背；右为阴，为降，为吸，为入，为插，为午后，为男子之腹。所以女人反此者，女属阴，男属阳，女人背阴腹阳，男子背阳腹阴，天地男女阴阳之妙，自然如此。

## 四明高氏补泻《聚英》

《素问》补肾俞注云：用圆利针，临刺时咒曰：五帝上真，六甲玄灵，气符至阴，百邪闭理。念三遍，先刺二分，留六呼，次入针至三分，动气至而徐徐出针，以手扪之，令患人咽气三次，又可定神魂。泻脾俞注云：欲下针时咒曰：帝扶天形，护命成灵。诵三遍，刺三分，留七呼，动气至而急出针。

按：咒法非《素问》意，但针工念咒则一心在针。

《拔萃》云：泻法先以左手揣按得穴，以右手置针于穴上，令病人咳嗽一声，捻针入腠理，令病人吸气一口，针至六分，觉针沉涩，复退至三分，再觉沉涩，更退针一豆许，仰手转针头向病所，以手循经络，扪循至病所，以合手回针，引气直过针所三寸，随呼徐徐出针，勿闭其穴，命之曰泻。

补法先以左手揣按得穴，以右手置针于穴上，令病人咳嗽一声，捻针入腠理，令病人呼气一口，纳针至八分，觉针沉紧，复退一分，更觉沉紧，仰手转针头向病所，依前循扪其病所，气至病已，随吸而走出针，速按其穴，命之曰补。

《明堂》注云：寒热补泻，假令补冷，先令病人咳嗽一声，得入腠理，复令吹气一口，随吹下针至六七分，渐进肾肝之部，停针徐徐，良久复退针一豆许，乃捻针，问病人觉热否？然后针至三四分及心肺之部。又令病人吸气，先内捻针，使气下行至病所；却外捻针，使气上行，直过所针穴一二寸，乃吸而外捻针出，以手速按其穴，此为补。

病热者，治之以寒，何如？须其寒者，先刺入阳之分，候得气，推纳至阴之分，后令病人地气入而天气出，谨按生成之息数足，其病人自觉清凉矣。

病恶寒者，治之以热，何如？须其热者，先刺入阴之分，候得气，徐引针至阳之分，后令病人天气入而地气出，亦谨按生成之息数足，其病人自觉和暖矣。

**呼吸**

《素问》注云：按经之旨，先补真气，乃泻其邪也，何以言之？补法：呼则纳针，静以久留。泻法：吸则纳针，又静以久留。然呼则次其吸，吸则不兼呼，纳针之候既同，久留之理复一，先补之义昭然可知。《拔萃》云：呼不过三，吸不过五。《明堂》云：当补之时，候气至病所，更用生成之息数。令病人鼻中吸气，口中呼气，内自觉热矣。当泻之时，使气至病所，更用生成之息数，令病人鼻中出气，口中吸气，按所病脏腑之处，内自觉清凉矣。

**神针八法**

心无内慕，如待贵宾，心为神也。医者之心，病者之心，与针相随上下。先虑针损，次将针尖含在口内，而令其温；又以左手按摩受疾之穴，如握虎之状；右手捻针，如持无力之刃，是用针之一法也。左捻九而右捻六，此乃住痛之二法也。进针之时，令病人咳嗽而针进，进针之三法也。针沉良久，待内不胀，气不行，照前施之，如气来裹针不下，乃实也，宜左捻而泻其实；如不散，令病人呼气三口，医者用手抓针自散；如针进无滞无胀，乃气虚也，令病人吸气，针宜右捻而补其虚，此补泻之四法也。其泻者有凤凰展翅：用右手大指、食指捻针头，如飞腾之象，一捻一放，此泻之五法也。其补者有饿马摇铃：用右手大指、食指捻针头，如饿马无力之状，缓缓前进则长，后退则短，此补之六法也。如病人晕针，用袖掩之，热汤饮之即醒，补之七法也。如针至深处而进不能，退不能，其皮上四围起皱纹，其针如生在内，此气实之极也，有苍蝇丛咬之状，四围飞延，用右手食指，向皱纹皮处，离针不远四围前进三下，后退其一，乃泻之八法也，出针时，即扪其穴，此补之要诀。

## 三衢杨氏补泻《玄机秘要》

### 十二字分次第手法及歌

一爪切者：凡下针，用左手大指爪甲重切其针之穴，令气血宣散，然后下针，不伤于荣卫也。

取穴先将爪切深，须教毋外慕其心，致令荣卫无伤碍，医者方堪入妙针。

二指持者：凡下针，以右手持针，于穴上着力旋插，直至腠理，吸气三口，提于天部，依前口气，徐徐而用。正谓持针者手如握虎，势若擒龙，心无他慕，若待贵人之说也。

持针之士要心雄，势如握虎与擒龙，欲识机关三部奥，须将此理再推穷。

三口温者：凡下针，入口中必须温热，方可与刺，使血气调和，冷热不相争斗也。

温针一理最为良，口内调和纳穴场，毋令冷热相争搏，荣卫宣通始得祥。

四进针者：凡下针，要病人神气定，息数匀，医者亦如之，切不可太忙。又须审穴在何部分，如在阳部，必取筋骨之间陷下为真；如在阴分，郄腘之内，动脉相应，以爪重切经络，少待方可下手。

进针理法取关机，失经失穴岂堪施，阳经取陷阴经脉，三思已定再思之。

五指循者：凡下针，若气不至，用指于所属部分经络之路，上下左右循之，使气血往来，上下均匀，针下自然气至沉紧，得气即泻之故也。

循其部分理何明，只为针头不紧沉，推则行之引则止，调和血气两来临。

六爪摄者：凡下针，如针下邪气滞涩不行者，随经络上下，用大指爪甲切之，其气自通行也。

摄法应知气滞经，须令爪切勿交轻，上下通行随经络，故教学者要穷精。

七针退者：凡退针，必在六阴之数，分明三部之用，斟酌不可不诚心着意，混乱差讹，以泻为补，以补为泻，欲退之际，一部一部以针缓缓而退也。

退针手法理谁知，三才诀内总玄机，一部六阴三气吸，须臾疾病愈如飞。

八指搓者：凡转针如搓线之状，勿转太紧，随其气而用之。若转太紧，令人肉缠针，则有大痛之患。若气滞涩，即以第六摄法切之，方可施也。

搓针泄气最为奇，气至针缠莫急移，浑如搓线攸攸转，急转缠针肉不离。

九指捻者：凡下针之际，治上大指向外捻，治下大指向内捻。外捻者，令气向上而治病；内捻者，令气至下而治病。如出至人部，内捻者为之补，转针头向病所，令取真气以至病所。如出至人部，外捻者为之泻，转针头向病所，令夹邪气退至针下出也。此乃针中之秘旨也。

捻针指法不相同，一般在手两般穷。内外转移行上下，邪气逢之疾岂容。

十指留者：如出针至于天部之际，须在皮肤之间留一豆许，少时方出针也。

留针取气候沉浮，出容一豆入容侔，致令荣卫纵横散，巧妙玄机在指头。

十一针摇者：凡出针三部，欲泻之际，每一部摇一次，计六摇而已。以指捻针，如扶人头摇之状，庶使孔穴开大也。

摇针三部六摇之，依次推排指上施，孔穴大开无窒碍，致令邪气出如飞。

十二指拔者：凡持针欲出之时，待针下气缓不沉紧，便觉轻滑，用指捻针，如拔虎尾之状也。

拔针一法最为良，浮沉涩滑任推详，势犹取虎身中尾，此诀谁知蕴锦囊。

总歌曰：

针法玄机口诀多，手法虽多亦不过，切穴持针温口内，进针循摄退针搓，指捻泻气针留豆，摇令穴大拔如梭，医师穴法叮咛说，记此便为十二歌。

口诀　烧山火，能除寒，三进一退热涌涌，鼻吸气一口，呵五口。

烧山之火能除寒，一退三飞病自安，始是五分终一寸，三番出入慢提看。

凡用针之时，须捻运入五分之中，行九阳之数，其一寸者，即先浅后深也。若得气，便行运针之道。运者男左女右，渐渐运入一寸之内，三出三入，慢提紧按，若觉针头沉紧，其针插之时，热气复生，冷气自除；未效，依前再施也。

四肢似水最难禁，憎寒不住便来临，医师运起烧山火，患人时下得安宁。

口诀　透天凉，能除热，三退一进冷冰冰，口吸气一口，鼻出五口。

凡用针时，进一寸内，行六阴之数，其五分者，即先深后浅也。若得气，便退而伸之，退至五分之中，三入三出，紧提慢按，觉针头沉紧，徐徐举之，则凉气自生，热病自除；如不效，依前法再施。

一身浑似火来烧，不住时时热上潮，若能加入清凉法，须臾热毒自然消。

口诀　阳中隐阴，能治先寒后热，浅而深。

阳中隐个阴，先寒后热人，五分阳九数，一寸六阴行。

凡用针之时，先运入五分，乃行九阳之数，如觉微热，便运一寸之内，却行六阴之数以得气。此乃阳中隐阴，可治先寒后热之症，先补后泻也。

先寒后热身如疟，医师不晓实和弱，叮咛针要阴阳刺，祛除寒热免灾恶。

口诀　阴中隐阳，能治先热后寒，深而浅。

凡用针之时，先运一寸，乃行六阴之数，如觉病微凉，即退至五分之中，却行九阳之数，以得气。此乃阴中隐阳，可治先热后寒之症，先泻后补也。

先热后寒如疟疾，先阴后阳号通天，针师运起云雨泽，荣卫调和病自痊。

补者直须热至，泻者直待寒侵，犹如搓线，慢慢转针，法在浅则当浅，法在深则当深，二者不可兼而紊乱也。

口诀　留气法，能破气，伸九提六。

留气运针先七分，纯阳得气十分深，伸时用九提时六，癥瘕消溶气块匀。

凡用针之时，先运入七分之中，行纯阳之数，若得气，便深刺一寸中，微伸提之，却退至原处；若未得气，依前法再行，可治癥瘕气块之疾。

痃癖癥瘕疾宜休，却在医师志意求，指头手法为留气，身除疾痛再无忧。

口诀　运气法，能泻，先直后卧。

运气用纯阴，气来便倒针，令病人吸五口，疼痛病除根。

凡用针之时，先行纯阴之数，若觉针下气满，便倒其针，令病人吸气五口，使针力至病所。此乃运气之法，可治疼痛之病。

运气行针好用工，遍身疼痛忽无踪，此法密传堪济世，论金宜值万千钟。

口诀　提气法，提气从阴微捻提，冷麻之症一时除。

凡用针之时，先从阴数，以觉气至，微捻轻提其针，使针下经络气聚，可治冷麻之症。

提气从阴六数同，堪除顽痹有奇功，欲知奥妙先师诀，取次机关一掌中。

口诀　中气法，能除积，先直后卧，泻之。

凡用针之时，先行运气之法，或阳或阴，便卧其针，向外至痛疼，立起其针，不与内气回也。

中气须知运气同，一般造化两般功，手中运气叮咛使，妙理玄机起疲癃。

若关节阻涩，气不通者，以龙虎大段之法，通经接气，驱而运之，仍以循摄切摩，无不应矣。又按扪摩屈伸，导引之法而行。

口诀　苍龙摆尾手法，补。

苍龙摆尾行关节，回拨将针慢慢扶，一似江中船上舵，周身遍体气流普。

或用补法而就得气，则纯补；补法而未得气，则用泻，此亦人之活变也。

凡欲下针之时，飞气至关节去处，便使回拨者，将针慢慢扶之，如船之舵，左右随其气而拨之，其气自然交感，左右慢慢拨动，周身遍体，夺流不失其所矣。

苍龙摆尾气交流，气血夺来遍体周，任君体有千般症，一插须交疾病休。

口诀　赤凤摇头手法，泻。

凡下针得气，如要使之上，须关其下，要下须关其下，连连进针，从辰至已，退针；从已至午，拨左而左点，拨右而右点，其实只在左右动，似手摇铃，退方进圆，兼之左右摇而振之。

针似船中之橹，犹如赤凤摇头，辨别迎随逆顺，不可违理胡求。

口诀　龙虎交战手法，三部俱一补一泻。

龙虎交争战，虎龙左右施，阴阳互相隐，九六住疼时。

凡用针时，先行左龙则左捻，凡得九数，阳奇零也。却行右虎则右捻，凡得六数，阴偶对也。乃先龙后虎而战之，以得气补之，故阳中隐阴，阴中隐阳，左捻九而右捻六，是亦住痛之针，乃得返复之道，号曰龙虎交战，以得邪尽，方知其所，此乃进退阴阳也。

青龙左转九阳宫，白虎右旋六阴通，返复玄机随法取，消息阴阳九六中。

口诀　龙虎升降手法。

凡用针之法，先以右手大指向前捻之，入穴后，以左手大指向前捻，经络得气行，转其针向左向右，引起阳气，按而提之，其气自行，如气未满，更依前法再施。

龙虎升腾捻妙法，气行上下合交迁，依师口诀分明说，目下交君疾病痊。

口诀　五脏交经。

五脏交经须气溢，候他气血散宣时，苍龙摆尾东西拨，定穴五行君记之。

凡下针之时，气行至溢，须要候气血宣散，乃施苍龙左右拨之可也。

五行定穴分经络，如船解缆自通亨，必在针头分造化，须交气血自纵横。

口诀　通关交经。通关交经，苍龙摆尾，赤凤摇头，补泻得理。

先用苍龙摆尾，后用赤凤摇头，运入关节之中，后以补则用补中手法，泻则用泻中手法，使气于其经便交。

先用苍龙来摆尾，后用赤凤以摇头，再行上下八指法，关节宣通气自流。

口诀　膈角交经。膈角交经，相克相生。

凡用针之时，欲得气相生相克者，或先补后泻，或先泻后补，随其疾之虚实，病之寒热，其邪气自泻除，真气自补生。

膈角要相生，水火在君能，有症直在取，无病手中行，仰卧须停稳，法得气调均，飞经疗入角，便是一提金。

口诀　关节交经。关节交经，气至关节，立起针来，施中气法。

凡下针之时，走气至关节去处，立起针，与施中气法纳之可也。

关节交经莫大功，必令气走纳经中，手法运之三五度，须知其气自然通。

口诀　子午补泻总歌。

补则须弹针，爪甲切宜轻，泻时甚切忌，休交疾再侵。

凡用针者，若刺针时，先用口温针，次用左手压穴，其下针之处，弹而努之，爪而下之，扪而循之，通而取之，却令病人咳嗽一声，右手持针而刺之，春夏二十四息，秋冬三十六息，徐出徐入，气来如动脉之状，针下微紧，留待气至后，宜用补泻之法若前也。

动与摇一例，其中不一般，动为补之气，摇之泻即安。

口诀　子午捣臼法，水蛊膈气。

子午捣臼，上下针行，九入六出，左右不停。

且如下针之时，调气得均，以针行上下，九入六出，左右转之不已，必按阴阳之道，其症即愈。

子午捣臼是神机，九入六出会者稀，万病自然合大数，要交患者笑嘻嘻。

口诀　子午前后交经换气歌。

午后要知寒与热，左转为补右为泻，提针为热插针寒，女人反此要分别；

午后要知寒与热，右转为补左为泻，顺则为左逆为右，此是神仙真妙诀。

口诀　子午补泻歌。

每日午前皮上揭，有似滚汤煎冷雪，若要寒时皮内寻，不枉交君皮破裂。

阴阳返复怎生知？虚实辨别临时诀，针头如弩似发机，等闲休与非人说。

口诀　子午倾针。

子午倾针，要识脉经，病在何脏，补泻法行。

凡欲下针之时，先取六指之诀，须知经络，病在何脏，用针依前补泻，出入内外，如有不应者何也？答曰：一日之内，有阴有阳，有阳中隐阴，有阴中隐阳，有日为阳，夜为阴，子一刻一阳生，午一刻一阴生，从子至午，故曰：子午之法也。

左转为男补之气，右转却为泻之记。女人反此不为真，此是阴阳补泻义。

热病不瘥泻之须，冷病缠身补是奇，哮吼气来为补泻，气不至时莫急施。

补：随其经脉纳而按之，左手闭针穴，徐出针而疾按之。泻：迎其经脉动而伸之。左手开针穴，疾出针而徐入之。经曰：随而济之，是为之补；迎而夺之，是为之泻。

《素问》云：刺实须其虚者，留针待阴气至，乃去针也；刺虚须其实者，留针待阳气备，乃去针也。

口诀　十二经络之病，欲针之时，实则泻之，虚则补之，热则疾之，寒则留之，陷则灸之，不虚不实，以经取之。

经云：虚则补其母而不足，实则泻其子而有余，当先补而后泻。假令人气在足太阳膀胱经，虚则补其阳，所出为井，属金，下针得气，随而济之，右手取针，徐出而疾扪之，是谓补也。实则泻其阳，所注为输，属木，下针得气，迎而夺之，左手开针穴，疾出针而徐扪之，是谓之泻也。

脏腑阴阳，呼吸内外，捻针补泻手法。

外捻随呼补脏虚，吸来里转泻实肥，六腑病加颠倒用，但依呼吸病还除。

女人补虚呵内转，吸来外转泻实肥，依经三度调病气，但令呼吸莫令疏。

男子补虚呵外转௵，吸来内转泻实肥௵，女人补虚呵内转◎，吸来外转泻实肥◎。

进火补：初进针一分，呼气一口，退三退，进三进，令病人鼻中吸气，口中呼气三次，把针摇动，自然热矣。如不应，依前导引。

进水泻：初进针一分，吸气一口，进三进，退三退，令病人鼻中出气，口中吸气三次，把针摇动，自然冷矣。如不应，依前导引之；再不应，依生成息数，按所病脏腑之数，自觉冷热应手。

**下手八法口诀**

揣　揣而寻之。凡点穴，以手揣摸其处，在阳部筋骨之侧，陷者为真。在阴部郄腘之间，动脉相应。其肉厚薄，或伸或屈，或平或直，以法取之，按而正之，以大指爪切掐其穴，于中庶得进退，方有准也。《难经》曰：刺荣毋伤卫，刺卫毋伤荣。又曰：刺荣无伤卫者，乃掐按其穴，令气散，以针而刺，是不伤其卫气也。刺卫无伤荣者，乃撮起其穴，以针卧而刺之，是不伤其荣血也。此乃阴阳补泻之大法也。

爪　爪而下之，此则《针赋》曰：左手重而切按，欲令气血得以宣散，是不伤于荣卫也。右手轻而徐入，欲不痛之因。此乃下针之秘法也。

搓　搓而转者，如搓线之貌，勿转太紧，转者左补右泻，以大指次指相合，大指往上，进为之左；大指往下，退为之右，此则迎随之法也。故经曰：迎夺右而泻凉，随济左而补暖。此则左右补泻之大法也。

弹　弹而努之，此则先弹针头，待气至，却退一豆许，先浅而后深，自外推内，补针之法也。

摇　摇而伸之，此乃先摇动针头，待气至，却退一豆许，乃先深而后浅，自内引外，泻针之法也。故曰针头补泻。

扪　扪而闭之。经曰：凡补必扪而出之。故补欲出针时，就扪闭其穴，不令气出，使血气不泄，乃为真补。

循　循而通之。经曰：凡泻针，必以手指于穴上四傍循之，使令气血宣散，方可下针，故出针时，不闭其穴，乃为真泻。

此提按补泻之法，男女补泻，左右反用。

捻　捻者，治上大指向外捻，治下大指向内捻。外捻者令气向上而治病，内捻者令气向下而治病。如出针，内捻者令气行至病所，外捻者令邪气至针下而出也。

此下手八法口诀也。

## 生成数《聚英》

天一生水，地六成之。地二生火，天七成之。天三生木，地八成之。地四生金，天九成之。天五生土，地十成之。

## 经络迎随设为问答杨氏

问：经脉有奇经八脉。

《难经》云：脉有奇经八脉者，不拘于十二经，何谓也？然，有阳维、有阴维、有阳跷、有阴跷、有冲、有任、有督、有带之脉，凡此八脉，皆不拘于经，故曰奇经八脉也。经有十二，络有十五，凡二十七气相随上下，何独不拘于经也？然，圣人图设沟渠，通利水道，以备不然，天雨降下，沟渠溢满，当此之时，雱霈妄行，圣人不能复图也。此络脉满溢，诸经不能复拘也。

问：迎随之法。

经曰：随而济之是为补，迎而夺之是为泻。夫行针者，当刺之时，用皮钱擦热针，复以口温针热，先以左手爪，按其所刺荥输之穴，弹而努之，爪而下之，扪而循之，通而取之，令病人咳嗽一声，右手持针而刺之。春夏二十四息，先深后浅（其浅深之故，注《标幽赋》内），秋冬三十六息，先浅后深，徐徐而入，气来如动脉之状，针下轻滑。未得气者，若鱼之未吞钩；既吞得气，宜用补泻。

补：随其经脉，推而按纳之，停针一二时，稍久，凡起针，左手闭针穴，徐出针而疾按之。泻：迎其经脉，提而动伸之，停针稍久，凡起计，左手开针穴，疾出针而徐按之。补针左转，大指努出；泻针右转，大指收入。补者先呼后吸，泻者先吸后呼。疼痛即泻，痒麻即补。

问：补针之要法。

答曰：补针之法，左手重切十字缝纹，右手持针于穴上；次令病人咳嗽一声，随咳进针，长呼气一口，刺入皮三分。针手经络者，效春夏停二十四息；针足经络者，效秋冬停三十六息。催气针沉行九阳之数，捻九撅九，号曰天才。少停呼气二口，徐涂刺入肉三分，如前息数足，又觉针沉紧，以生数行之，号曰人才。少停呼气三口，徐徐又插至筋骨之间三分，又如前息数足，复觉针下沉涩，再以生数行之，号曰地才。再推进一豆，谓之按，为截、为随也。此为极处，静以久留，却须退针至人部；又待气沉紧时，转针头向病所，自觉针下热，虚羸痒麻，病势各散；针下微沉后，转针头向上，插进针一豆许，动而停之，吸之乃去，徐入徐出，其穴急扪之。岐伯曰：下针贵迟，太急伤血，出针贵缓，太急伤气，正谓针之不伤于荣卫也。是则进退往来，飞经走气，尽于斯矣。

问：泻针之要法。

凡泻针之法，左手重切十字纵纹三次，右手持针于穴上；次令病人咳嗽一声，随咳进针，插入三分，刺入天部，少停直入地部，提退一豆，得气沉紧，搓捻不动，如前息数尽，行六阴之数，捻六撅六，吸气三口回针，提出至人部，号曰地才。又待气至针沉，如前息数足，以成数行之，吸气二口回针，提出至天部，号曰人才。又待气至针沉，如前息数足，以成数行之，吸气回针，提出至皮间，号曰天才。退针一豆，谓之提，为担、为迎也。此为极处，静以久留，仍推进人部；待针沉紧气至，转针头向病所，自觉针下冷，寒热痛痒病势各退；针下微松，提针一豆许，摇而停之，呼之乃去，疾入徐出，其穴不闭也。

问：经络。

答曰：经脉十二，络脉十五，外布一身，为血气之道路也。其源内根于肾，乃生命之本也。根在内而布散于外，犹树木之有根本，若伤其根本，则枝叶亦病矣。苟邪气自外侵之，伤其枝叶，则亦累其根本矣。或病发内生，则其势必然，故言五脏之道，皆出经隧，以行血气，经为正经，络为支络，血气不和，百病乃生。但一经精气不足，便不和矣。故经曰：邪中于阳，则溜于经，自面与颈，则下阳明；自项与背，则下太阳；自颊与胁，则下少阳。邪中于阴，则溜于腑，自四末臂胻始，而入三阴，脏气实而不能容，故还之于腑。腑者，谓胆、胃、膀胱、大小肠也，故刺各有其道焉。针下察其邪正虚实以补泻之，随其经脉荣卫以迎随之，其道皆不有违也。凡中外之病，始自皮肤，血脉相传，内连腑脏，则四肢九窍壅塞不通，内因之病，令气盛衰，外连经络，则荣卫倾移，上下左右，虚实生矣。经云：风寒伤形，忧恐忿怒伤气，气伤脏乃病脏，寒伤形乃应形，风伤筋乃应筋，此形气内外之相应也。

外具阴阳：筋骨为阴，皮肤为阳；内具阴阳：五脏为阴，六腑为阳。

问：子午补泻。

答曰：此乃宣行荣卫之法也。故左转从子，能外行诸阳；右转从午，能内行诸阴。人身则阳气受于四末，阴气受于五脏，亦外阳而内阴也。左转从外则象天，右转从内则象地，中提从中则象人，一左一右一提，则能使阴阳内外之气出入，与上下相参往来，而荣卫自流通矣。男子生于寅。寅，阳也，以阳为主，故左转顺阳为之补，右转逆阳为之泻。女子生于申。申，阴也，以阴为主，故右转顺阴为之补，左转逆阴为之泻，此常法也。然病有阴阳寒热之不同，则转针取用出入，当适其所宜。假令病热，则刺阳之经，以右为泻，以左为补；病寒则刺阴之经，以右为补，左为泻。此盖用阴和阳，用阳和阴，通变之法也。大凡转针逆顺之道，当明于斯。

子合穴：尺盛补之。顺其入也；午荥穴：寸盛泻之，顺其出也。

问：针头补泻何如？

答曰：此乃补泻之常法也，非呼吸而在手指，当刺之时，必先以左手压按其所针荥输之处，弹而努之，爪而下之，其气之来，如动脉之状，顺针而刺之，得气推而纳之，是谓补。动而伸之，是谓泻。夫实者气入也，虚者气出也，以阳生于外故入，阴生于内故出，此乃阴阳水火出入之气所不同也，宜详察之。

此外有补针导气之法，所谓扪而循之者，是于所刺经络部分，上下循之，故令气血舒缓，易得往来也。切而散之者，是用大指爪甲，左右于穴切之，腠理开舒，然后针也。推而按之者，是用右指捻针按住，近气不失，则远气乃来也。弹而努之者，是用指甲弹针，令脉气膜满，而得疾行至于病所也。爪而下之者，是用左手指爪连甲，按定针穴，乃使气散而刺荣，使血散而刺卫，则置针各有准也。通而取之者，是持针进退，或转或停，以使血气往来，远近相通，而后病可取也。外引其门以闭其神者，是先用左指收合针孔，乃放针，则经气不泄也。故曰知为针者信其左。

问：候气之法何如？

答曰：用针之法，候气为先，须用左指，闭其穴门，心无内慕，如待贵人，伏如横弩，起若发机；若气不至，或虽至如慢，然后转针取之。转针之法，令患人吸气，先左转针，不至，左右一提也。更不至者，用男内女外之法，男即轻手按穴，谨守勿内；女即重手按穴，坚拒勿出。所以然者，持针居内是阴部，持针居外是阳部，浅深不同，左手按穴，是要分明。只以得气为度，如此而终不至者，不可治也。若针下气至，当察其邪正，分其虚实。经言：邪气来者紧而疾，谷气来者徐而和，但濡虚者即是虚，但牢实者即是实。此其诀也。

问：呼吸之理。

答曰：此乃调和阴阳法也。故经言呼者因阳出，吸者随阴入。虽此呼吸分阴阳，实由一气而为体，其气内历于五脏，外随于三焦，周布一身，循环经络，流注孔穴，顺其形气之方圆，然后为用不同耳。是故五脏之出入，以应四时。三焦之升降，而为荣卫。经脉之循环，以合天度。然则呼吸出入，乃造化之枢纽，人身之关键，针家所必用也。诸阳浅在经络，诸阴深在脏腑，补泻皆取呼吸，出纳其针。盖呼则出其气，吸则入其气。欲补之时，气出针入，气入针出；欲泻之时，气入入针，气出出针。呼而不过三口，是外随三焦之阳；吸而不过五口，是内迎五脏之阴，先呼而后吸者，为阳中之阴；先吸而后呼者，为阴中之阳，乃各随其病气，阴阳寒热而用之，是为活法，不可误用也。

三阴之经，先吸后呼；三阳之经，先呼后吸。

问：迎随之理何如？

答曰：此乃针下予夺之机也。第一要知荣卫之流行；所谓诸阳之经，行于脉外；诸阳之络，行于脉内；诸阴之经，行于脉内；诸阴之络，行于脉外，各有浅深。立针以一分为荣，二分为卫，交互停针，以候其气。见气方至，速便退针引之，即是迎；见气已过，然后进针追之，即是随。故《刺法》云：动退空歇，迎夺右而泻凉；推纳进搓，随济左而补暖。

第二要知经脉之往来。所谓足之三阳，从头走足；足之三阴，从足走腹；手之三阴，从胸走手；手之三阳，从手走头。得气以针头逆其经脉之所来，动而伸之即是迎；以针头顺其经脉之所往，推而纳之即是随。故经云：实者，绝而止之；虚者，引而起之。

凡下针之法，先用左手揣穴爪按，令血气开舒，乃可纳针。若欲出血，勿以爪按。右手持针于穴上，令患人咳嗽一声，捻之，一左一右，透入于腠理，此即是阳部奇分。《刺要》云：一分为荣。又云：方刺之时，必在悬阳。然后用其呼吸，徐徐推之，至于肌肉，以及分寸，此二者，即是阴部偶分。《刺要》又云：二分为卫，方刺之时，必在悬阳。及与两卫，神属勿去，知病存亡。却以左手按穴，令定象地而不动；右手持针，法天之运转。若得其气，左手按穴可重五两以来，右手存意捻针而行补泻。惟血脉在俞横居，视之独澄，切之独坚。凡刺脉者，随其顺逆，不出血，则发针疾按之。凡刺浅深，惊针则止。凡行补泻，谷气而已。

问：疾徐之理。

答曰：此乃持针出入之法也。故经言：刺虚实者，徐而疾则实，疾而徐则虚。然此经有两解：所谓徐而疾者，一作徐纳而疾出；一作徐出针而疾按之。所谓疾而徐者，一作疾纳而徐出；一作疾出针而徐按之（两说皆通）。盖疾徐二字，一解作缓急之义，一解作久速之义。若夫不虚不实，出针入针之法，则亦不疾不徐，配乎其中可也。

问：补泻得宜。

答曰：大略补泻无逾三法。

一则诊其脉之动静。假令脉急者，深纳而久留之；脉缓者，浅纳而疾发针；脉大者，微出其气；脉滑者，疾发针而浅纳之；脉涩者，必得其脉，随其逆顺久留之，必先按而循之，已发针疾按其穴，勿出其血；脉小者，饮之以药。

二则随其病之寒热。假令恶寒者，先令得阳气入阴之分，次乃转针退到阳分，令患人鼻吸口呼，谨按生成气息数足，阴气隆至，针下觉寒，其人自清凉矣。又有病道远者，必先使气直到病所，寒即进针少许，热即退针少许，然后却用生成息数治之。

三则随其诊之虚实。假令形有肥有瘦，身有痛有麻痒，病作有盛有衰，穴下有牢有濡，皆虚实之诊也。若在病所，用别法取之，转针向上气自上，转针向下气自下，转针向左气自左，转针向右气自右，徐推其针气自往，微引其针气自来，所谓推之则前，引之则止，徐往微来以除之，是皆欲攻其邪气而已矣。

问：自取其经。

答曰：刺虚刺实，当用迎随，补其母而泻其子；若不虚不实者，则当以经取，谓其正经自得病，不中他邪，故自取其经也。其法：右手存意持针，左手候其穴中之气，若气来至如动脉状，乃纳针，要续续而入，徐徐而撞，入荣至卫，至若得气如鲔鱼食钩，即是病之气也，则随本经气血多少，酌量取之，略待少许，见气尽乃出针；如未尽，留针在门，然后出针。经曰有见如入，有见如出，此之谓也。

问：补者从卫取气，泻者从荣置气。

答曰：十二经脉，皆以荣为根本，卫为枝叶，故欲治经脉，须调荣卫，欲调荣卫，须假呼吸。经曰：卫者阳也，荣者阴也。呼者阳也，吸者阴也。呼尽纳针，静以久留，以气至为故者，即是取气于卫。吸则纳针，以得气为故者，即是置气于荣也。

问：皮肉筋骨脉病。

答曰：百病所起，皆始于荣卫，然后淫于皮肉筋脉，故经言：是动者，气也；所生病者，血也。先为是动，而后所生病也。由此推之，则知皮肉经脉，亦是后所生之病耳。是以刺法中但举荣卫，盖取荣卫逆顺，则皮骨肉筋之治在其中矣。以此思之，至于部分有浅深之不同，却要下针无过不及为妙也。

一曰皮肤，二曰肌肉，三曰筋骨。

问：刺有久速。

答曰：此乃量病轻重而行，轻者一补一泻足矣，重者至再至三也。假令得病气而补泻之，其病未尽，仍复停针，候气再至，又行补泻。经言刺虚须其实，刺实须其虚也。

问：诸家刺齐异同。

答曰：《灵枢》所言：始刺浅之，以逐邪气，而来血气谓绝皮以出阳邪也；后刺深之，以致阴气之邪谓阴邪出者少，益深绝皮，致肌肉未入分肉间也；最后取刺极深之，以下谷气谓已入分肉之间。则谷气出矣，此其旨也。余读《难经》，常见针师丁德用所注，乃言人之肌肉，皆有厚薄之处，但皮肤之上，为心肺之部，阳气所行；肌肉之下，为肝肾之部，阴气所行也。是说所以发挥《灵枢》之旨，却甚详明。至于孙氏《千金方》所言：针入一分，则知天地之气亦与“始刺浅之，而来血气”意合；针入二分，则知呼吸出入，上下水火之气亦与“后刺深之，以致阴气”意合；针入三分，则知四时五行，五脏六腑逆顺之气亦与“最后极深，以下谷气”意合，乃根本也。《玄珠密语》言：入皮三分，心肺之部，阳气所行；入皮五分，肾肝之部，阴气所行取象三天两地之数。此说可谓详明矣。及夫后贤所著，则又有自一分，而累至于十分之说，此法益详且密矣。大抵博约不同，其理无异，互相发明，皆不必废。

问：阴阳居易之理。

答曰：此则阴阳相乘之意也。以其阳入阴分，阴出阳分，相易而居，成其病也。推原所由，或因荣气衰少，而卫气内伐；或因卫气衰少，而荣气外溢。故令血气不守其位，一方气聚则为一方实，一方气散则为一方虚。其实者为痛，其虚者为痒。痛者阴也，痛而以手按之不得者，亦阴也，法当深刺之；痒则阳也，法当浅刺之。病在上者阳也，在下者阴也。病先起于阴者，法当先治其阴，而后治其阳也；病先起于阳者，法当先治其阳，而后治其阴也。

问：顺逆相反之由。

答曰：此谓卫气独不得循于常道也，其名曰厥，为病不同，刺法当别。故经言：刺热厥者，若留针反为寒；刺寒厥者，若留针反为热。盖被逆气使然。由是言之，刺热厥者，宜三刺阴，一刺阳。刺寒厥者，宜二刺阳，一刺阴。惟其久病之人，则邪气入深，却当深入而久留，须间日而复刺之，必先调其左右，去其血脉。

问：虚实寒热之治。

答曰：先诊人迎气口，以知阴阳有余不足，以审上下经络，循其部分之寒热，切其九候之变易，按其经络之所动，视其血脉之色状，无过则同，有过则异，脉急以行，脉大以弱，则欲要静，筋力无劳。凡气有余于上者，导而下之；不足于上者，推而扬之。经云：稽留不到者，因而迎之。气不足者，积而从之，大热在上者，推而下之。从下止者，引而去之。大寒在外者，留在补之。入于中者，从而泻之。上寒下热者，推而上之。上热下寒者，引而下之。寒与热争者，导而行之。菀陈而血结者，刺而去之。

问：补者从卫取气，泻者从荣置气。

卫气者，浮气也，专主于表。荣气者，精气也，专主于里。故经言：荣者水谷之精也，血气调和于五脏，洒陈于六腑，乃能入脉，循上下，贯五脏，络六腑也。卫者水谷之生也，悍疾滑利，不能入脉，故循皮肤之中，分肉之间，熏于肓膜，散于胸腹，逆其气则病，从其气则愈。如是则荣卫为中外之主，不亦大乎！安得不求其补泻焉。

问：刺阳者卧针而刺之，刺阴者按令阳散乃纳针。

答曰：刺阳部者，从其浅也，系属心肺之分；刺阴部者，从其深也，系属肾肝之分。凡欲行阳，浅卧下针，循而扪之，令舒缓，弹而努之，令气隆盛而后转针，其气自张布矣，以阳部主动故也。凡欲行阴，必先按爪，令阳气散，直深纳针，得气则伸提之，其气自调畅矣，以阴部主静故也。

问：能知迎随之气，可令调之。

答曰：迎随之法，因其中外上下，病道遥远而设也。是故当知荣卫内外之出入，经脉上下之往来，乃可行之。夫荣卫者阴阳也，经言阳受气于四末，阴受气于五脏，故泻者先深而后浅，从内引持而出之；补者先浅而后深，从外推内而入之。乃是因其阴阳内外而进退针耳。至于经脉为流行之道，手三阳经，从手上头；手三阴经，从胸至手；足三阳经，从头下足；足三阴经，从足入腹。故手三阳泻者，针芒望外，逆而迎之；补者针芒望内，顺而追之，余皆仿此。乃是因其气血往来而顺逆行针也。大率言荣卫者，是内外之气出入；言经脉者，是上下之气往来，各随所在顺逆而为刺也，故曰迎随耳。

问：补泻之时，与气开阖相应否？

答曰：此法非止推于十干之穴，但凡针入皮肤间，当阳气舒发之分谓之开；针至肉分间，当阴气封固之分谓之阖。然开中有阖，阖中有开，一开一阖之机，不离孔中，交互停针，察其气以为补泻。故《千金》言：卫外为阳部，荣内为阴部。

问：方刺之时，必在悬阳，及与两卫，神属勿去，知病存亡。

答曰：悬阳，谓当腠理间朝针之气也；两卫，谓迎随呼吸出入之气也；神属勿去，知病存亡，谓左手占候，以为补泻也。此古人立法，言多妙处。

问：容针空豆许。

此法正为迎随而设也。是以气至针下，必先提退空歇，容豆许，候气至然后迎之、随之。经言：近气不夫，远气乃来。

问：刺有大小。

答曰：有平补平泻，谓其阴阳不平而后平也。阳下之曰补，阴上之曰泻。但得内外之气调则已。有大补大泻，惟其阴阳俱有盛衰，纳针于天地部内，俱补俱泻，必使经气内外相通，上下相接，盛气乃衰，此名"调阴换阳"，一名"接气通经"，一名"从本引末"。审按其道以予之，徐往徐来以去之，其实一义也。

问：穴在骨所。

答曰：初下针入腠理，得穴之时，随吸纳针，乃可深知之。不然，气与针忤，不能进。又凡肥人内虚，要先补后泻；瘦人内实，要先泻后补。

问：补泻得宜。

答曰：凡病在一方，中外相袭，用子午法补泻，左右转针是也；病在三阴三阳，用流注法补泻，荥输呼吸出纳是也。二者不同。至于弹爪提按之类，无不同者，要明气血何如耳。

问：迎夺随济，固言补泻，其义何如？

答曰：迎者，迎其气之方来，如寅时气来注于肺，卯时气来注于大肠，此时肺、大肠气方盛，而夺泻之也。随者，随其气之方去，如卯时气去注大肠，辰时气去注于胃，肺与大肠，此时正虚，而济补之也。余仿此。

问：针入几分，留几呼？

答曰：不如是之相拘。盖肌肉有浅深，病去有迟速。若肌肉厚实处，则可深；浅薄处，则宜浅。病去则速出针，病滞则久留针为可耳。

问：补泻有不在井荥输经合者多，如何？

答曰：如睛明、瞳子髎治目疼，听宫、丝竹空、听会治耳聋，迎香治鼻，地仓治口㖞，风池、头维治头项，古人亦有不系井荥输经合者如此。盖以其病在上，取之上也。

问：经穴流注，按时补泻，今病在各经络，按时能去病否？

答曰：病著于经，其经自有虚实耳。补虚泻实，亦自中病也。病有一针而愈，有数针始愈。盖病有新痼浅深，而新浅者，一针可愈；若深痼者，必屡针可除，丹溪、东垣有一剂愈者，有至数十剂而愈者，今人用一针不愈，则不再针矣。且病非独出于一经一络者，其发必有六气之兼感，标本之差殊，或一针以愈其标，而本未尽除；或独取其本，而标复尚作，必数针方绝其病之邻也。

问：针形至微何能补泻？

答曰：如气球然，方其未有气也，则怏塌不堪蹴踢。及从窍吹之，则气满起胖，此虚则补之之义也；去其窍之所塞，则气从窍出，复怏塌矣，此实则泻之之义也。

问：《内经》治病，汤药少而针灸多，何也？

答曰：《内经》，上古书也。上古之人，劳不至倦，逸不至流，食不肥鲜以戕其内，衣不蕴热以伤其外，起居有节，寒暑知避，恬澹虚无，精神内守，病安从生？虽有贼风虚邪，莫能深入，不过凑于皮肤，经滞气郁而已。以针行气，以灸散郁，则病随已，何待于汤液耶？当今之世，道德日衰，以酒为浆，以妄为常，纵欲以竭其精，多虑以散其真，不知持满，不解御神，务快其心，过于逸乐，起居无节，寒暑不避，故病多从内生，外邪亦易中也。经曰：针刺治其外，汤液治其内。病既属内，非汤液又不能济也。此和缓以后，方药盛行，而针灸兼用，固由世不古，若人非昔比，亦业针法之不精，传授之不得其诀耳。非古用针灸之多，今用针灸之少，亦非汤液之宜于今，而不宜于古耶。学者当究心焉。

问：八法流注之要诀何如？

答曰：口诀固多，未能悉录，今先撮其最要者而言之：

上古流传真口诀，八法原行只八穴。

口吸生数热变寒，口呼成数寒变热。

先呼后吸补自真，先吸后呼泻自捷。

徐进疾退曰泻寒，疾进徐退曰补热。
紧提慢按似冰寒，慢提紧按如火热。
脉外阳行是卫气，脉内阴行是荣血。
虚者徐而进之机，实者疾而退之说。
补其母者随而济，泻其子者迎夺挈。
但分迎夺与济随，实泻虚补不妄说。
天部皮肤肌肉人，地部筋骨分三截。
卫气逆行荣顺转，夏浅冬深肥瘦别。
毋伤筋膜用意求，行针犹当辨骨节。
拇指前进左补虚，拇指后退右泻实。
牢濡得失定浮沉、牢者为得濡为失。
泻用方而补为圆，自然荣卫相交接。
右泻先吸退针呼，左补先呼出针吸。
莫将此法作寻常，弹努循扪指按切。
分筋离骨陷中来，却将机关都漏泄。
行人载道欲宣扬，湍水风林没休歇。
感谢三皇万世恩，阐尽针经真口诀。

## 禁针穴歌以下俱《医统》

脑户囟会及神庭，玉枕络却到承灵，
颅息角孙承泣穴，神道灵台膻中明。
水分神阙会阴上，横骨气冲针莫行，
箕门承筋手五里，三阳络穴到青灵。
孕妇不宜针合谷，三阴交内亦通论，
石门针灸应须忌，女子终身孕不成。
外有云门并鸠尾，缺盆主客深晕生，
肩井深时亦晕倒，急补三里人还平。
刺中五脏胆皆死，冲阳血出投幽冥，
海泉颧髎乳头上，脊间中髓伛偻形。
手鱼腹陷阴股内，膝髌筋会及肾经，
腋股之下各三寸，目眶关节皆通评。

## 禁灸穴歌

哑门风府天柱擎，承光临泣头维平，

丝竹攒竹睛明穴，素髎禾髎迎香程。
颧髎下关人迎去，天牖天府到周荣，
渊液乳中鸠尾下，腹哀臂后寻肩贞。
阳池中冲少商穴，鱼际经渠一顺行，
地五阳关脊中主，隐白漏谷通阴陵。
条口犊鼻上阴市，伏兔髀关申脉迎，
委中殷门承扶上，白环心俞同一经。
灸而勿针针勿灸，针经为此尝叮咛，
庸医针灸一齐用，徒施患者炮烙刑。

## 太乙九宫图

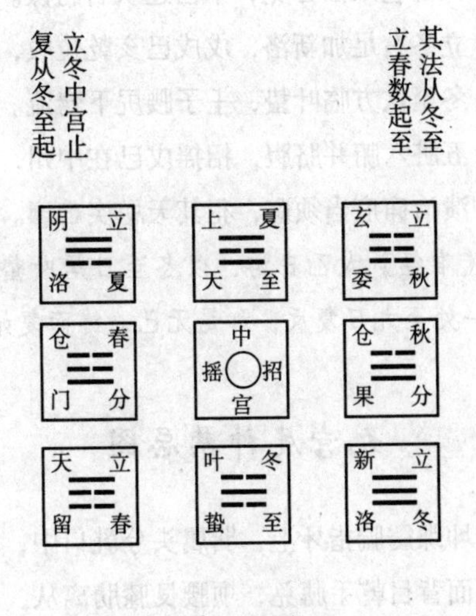


## 太乙歌

立春艮上起天留，戊寅己丑左足求，

春分左胁仓门震，乙卯日见定为仇。

立夏戊辰己巳巽，阴洛宫中左手愁，

夏至上天丙午日，正直膺喉离首头。

立秋玄委宫右手，戊申己未坤上游，

秋分仓果西方兑，辛酉还从右胁谋。

立冬右足加新洛，戊戌已亥乾位收，

冬至坎方临叶蛰，壬子腰尻下窍流。

五脏六腑并脐腹，招摇戊巳在中州，

溃治痈疽当须避，犯其天忌疾难瘳。

按《难经》太乙日游，以冬至日居叶蛰宫，数所在从一处至九日复反，如是无已，终而复始。

## 九宫尻神禁忌图

坤踝震腨指牙上，巽属头兮乳口中，

面背目乾手膊兑，项腰艮膝肋离从，

坎肘脚肚轮流数，惟有肩尻在中宫。

此神农所制，其法一岁起坤，二岁起震……逐年顺飞九宫，周而复始。行年到处，所主伤体，切忌针灸；若误犯之，轻发痈疽，重则丧命，戒之戒之！

离 膝肋
坎 肘脚肚
坤 踝
震 腨指牙
巽 头乳口
中宫 肩尻
乾 面背目
兑 手膊
艮 项腰

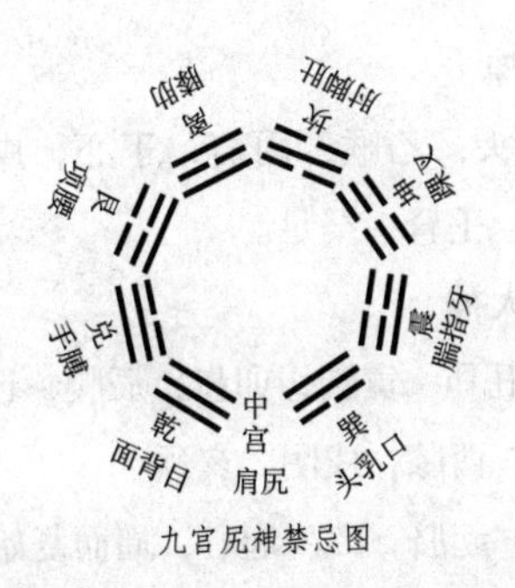

九宫尻神禁忌图

## 九部人神禁忌歌

一脐二心三到肘，四咽五口六在首，

七脊八膝九在足，轮流顺数忌针灸。

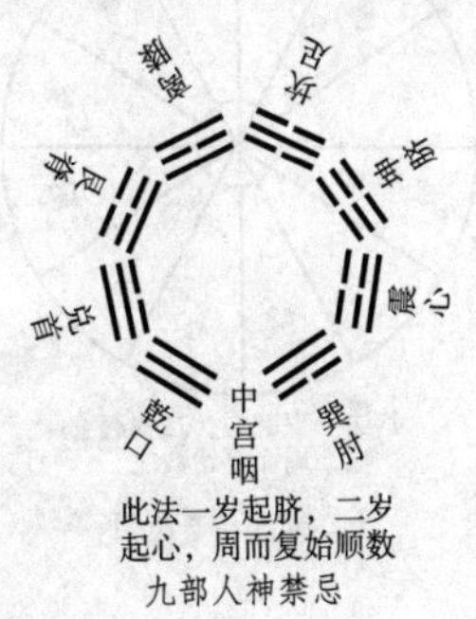


此法一岁起脐，二岁起心，周而复始顺数九部人神禁忌

**十干人神**

甲不治头，乙喉，丙肩，丁心，戊腹，己脾，庚腰，辛膝，壬肾，癸足。

**十二支人神**

子目，丑耳，寅胸，卯齿，辰腰，巳手，午心。未足，申头，酉膝，戌阴，亥颈。

此法一岁起脐，二岁起心，周而复始顺数。

**十二部人神禁忌歌**

一心二喉三到头，四肩五背六腰求，七腹八项九足（十）膝，十一阴（十二）股是一周。

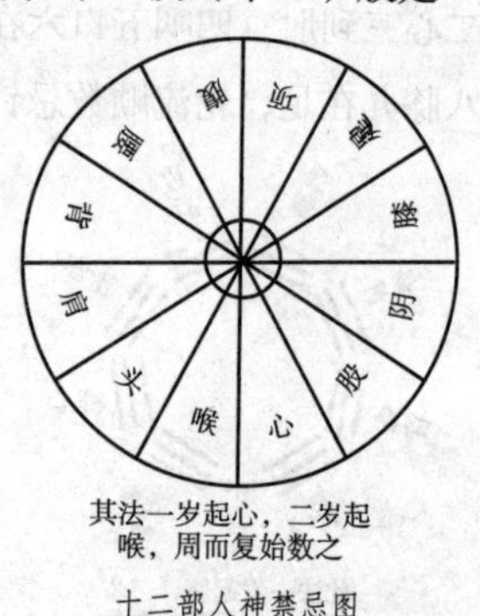


其法一岁起心，二岁起喉，周而复始数之

十二部人神禁忌图

**四季人神歌**

春秋左右胁，冬夏在腰脐，四季人神处，针灸莫妄施。

其法一岁起心，二岁起喉，周而复始数之。

**逐日人神歌**

初一十一廿一起，足拇鼻柱手小指。初二十二二十二，外踝发际外踝位。

初三十三二十三，股内牙齿足及肝。初四十四廿四又，腰间胃脘阳明手。

初五十五廿五并，口内遍身足阳明。初六十六廿六同，手掌胸前又在胸。

初七十七二十七，内踝气冲及在膝。初八十八廿八辰，腕内股内又在阴。

初九十九二十九，在尻在足膝胫后。初十二十三十日，腰背内踝足跗觅。

**逐时人神**

子时踝，丑时腰，寅时目，卯时面，辰时头，巳手，午时胸，未时腹，申时心，酉时背，戌时项，亥股。

**逐月血忌歌**

行针须要明血忌，正丑二寅三之未，四申五卯六酉宫，七辰八戌九居巳，十亥十一月午当，腊子更加逢日闭。

**逐月血支歌**

血支针灸仍须忌，正丑二寅三卯位，
四辰五巳六午中，七未八申九酉部，
十月在戌十一亥，十二月于子上议。

**四季避忌日**

春甲乙　夏丙丁　四季戊己　秋庚辛　冬壬癸

**男避忌日**

壬辰　甲辰　乙巳　丙午　丁未　辛未　除日戌日

**女避忌日**

甲寅　乙卯　乙酉　乙巳　丁巳　辛未　破日亥日

**针灸服药吉日**

丁卯　庚午　甲戌　丙子　壬午　甲申　丁亥　辛卯　壬辰　丙申　戊戌　己亥　己未　庚子　辛丑

甲辰　乙巳　丙午　戊申　壬子　癸丑　乙卯　丙辰　壬戌　丙戌　开日　天医　要安

**针灸忌日**

辛未　乃扁鹊死日　白虎　月厌　月杀　月刑

**十干日不治病**

甲不治头，乙不治喉，丙不治肩，丁不治心，戊己日不治腹，庚不治腰，辛不治膝，壬不治胫，癸不治足。

按：以上避忌具不合《素问》，乃后世术家之说。惟四季避忌与《素问》相同。惟避此及尻神、逐日人神可耳。若急病，人、尻神亦不可避也。